Die Diagnose des kleinen Magenkrebses

Von

Dozent Dr. med. habil. Joseph Bücker
Hamburg-Eppendorf

Mit 32 Abbildungen

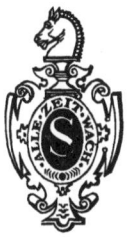

Berlin
Springer-Verlag
1944

H. H. Berg und G. E. Konjetzny

gewidmet

ISBN-13:978-3-642-89587-6   e-ISBN-13:978-3-642-91443-0
DOI: 10.1007/978-3-642-91443-0

Alle Rechte, insbesondere das der Übersetzung
in fremde Sprachen, vorbehalten.
Copyright 1944 by Springer-Verlag OHG. in Berlin.

Vorwort.

Die Röntgenologie, die ungemein befruchtend und revolutionierend die Medizin beeinflußt und weitergeführt hat, zeitigte immer dort ihre hervorragendsten Ergebnisse, wo strengste Kritik, am anatomischen Substrat geschult, Leitmotiv ihrer Untersuchungen und Deutungen war. Da, wo sie frei von spekulativer Auswertung ihre formalen Ergebnisse dem pathologisch-anatomischen Bild gegenüberstellte, erwuchsen die sicheren Grundlagen der Diagnostik.

Die moderne röntgenologische Diagnostik der Magen- und Darmerkrankungen wurde entscheidend beeinflußt durch Arbeiten von FORSSELL, ÅKERLUND, BERG u. a., die eine spiegelbildliche Darstellung der pathologisch-anatomischen Verhältnisse erstrebten.

Aus der wechselseitig befruchtenden Bindung zwischen Röntgenologie, Innerer Medizin, Chirurgie und Pathologie erwuchsen die Fragen und die Ergebnisse, die hier ihren Niederschlag finden. KONJETZNY hatte sein chirurgisch gewonnenes Material kleiner und kleinster Krebse festgelegt. Die anatomischen Formen lagen vor uns. Nun galt es, mit subtilster Schleimhautdarstellung Frühformen des Magenkrebses bei der Röntgenuntersuchung aufzuspüren, zu differenzieren, mit den anatomischen Befunden zu vergleichen und ihre charakteristischen Eigenarten als Spiegelbild auf den Film zu bannen. Von den zahlreichen Ergebnissen einer systematischen Suche nach dem kleinen Krebs, der bei zunehmender Kenntnis der Formen seinen anfänglichen Raritätswert schon lange verloren hat, soll eine Anzahl von Fällen, die den Weg zur Frühdiagnose weisen, hier festgelegt werden. Sie werden beweisen, daß die an die Röntgenologen gestellte Forderung nach der Frühdiagnose des Magenkrebses realisiert worden ist. Die Röntgenologie als eine makroskopisch-formale Untersuchungsmethode ist in der Lage, die Morphologie des kleinen und auch des beginnenden Krebses zu erfassen und auch zu deuten.

Die Untersuchungen wurden durchgeführt in der Allgemeinen Röntgenabteilung des Universitätskrankenhauses Hamburg-Eppendorf (Leiter: Dozent Dr. med. habil. R. PRÉVÔT) in engster Zusammenarbeit mit der ersten Medizinischen Klinik (Direktor: Prof. Dr. med. H. H. BERG) und der Chirurgischen Klinik (Direktor: Prof. Dr. med. G. E. KONJETZNY). Letzterem bin ich wegen Überlassung der Abbildungen der Operationspräparate zu höchstem Dank verpflichtet. Mein Dank gebührt auch dem Verlag, der den Belastungen, Schwierigkeiten und Rückschlägen unserer Tage zum Trotz die Herausgabe in vorbildlicher Weise veranlaßte.

Hamburg, 1. Oktober 1943.

JOSEPH BÜCKER.

Inhaltsverzeichnis.

	Seite
I. Einleitung	1
II. Das kleine Carcinom des Magenkörpers	2
Semiotik der Frühdiagnose	2
Morphologie des kleinen Krebses in Bezug auf das Röntgenbild	6
Weg zur Frühdiagnose	7
Stadien zum kleinen Krebs (destruktives und konstruktives Prinzip)	10
Primitivstadien	20
Das Ulcuscarcinom	26
Differentialdiagnostik der Primitivstadien	31
III. Das kleine Antrumcarcinom	33
Antrumgastritis und Carcinom	33
Vorwiegend hyperplastische Antrumgastritis und Carcinom	36
Vorwiegend stenosierende Antrumgastritis und Carcinom	44
IV. Schluß	50
Schrifttum	51

I. Einleitung.

Die zahlreichen Opfer, die der Magenkrebs unerbittlich fordert, zwingen uns immer wieder, zu den Fragen dieses Problems Stellung zu nehmen. Noch sind wir von einer allgemeinen, idealen Krebsfrühdiagnose weit entfernt. So müssen wir mit unseren heutigen Mitteln versuchen, Schritt für Schritt Boden zu gewinnen, um durch eine frühzeitige Krebsdiagnostik die erschreckenden statistischen Angaben über die Todesfälle an Magenkrebs herabzusetzen. Wie hoch diese Verluste beziffert werden, zeigen unter anderem Tabellen von KONJETZNY, der zahlreiche statistische Angaben anführt. In ihnen werden Zahlen bis zu 9% für Magenkrebstodesfälle auf die Gesamtheit aller durchgeführten Sektionen angegeben. Die Angaben beziehen sich auf verstorbene Männer über 20 Jahre, sie enthalten also auch noch viele Jahrgänge, in denen der Krebs relativ selten ist. KONJETZNY fragt mit Recht, wie würde eine derartige Statistik aussehen, wenn sie nur die Fälle jenseits des 40. Lebensjahres berücksichtigen würde. Nach EUSTERMANN und BALFOUR sind 95% der Magenkrebskranken zwischen dem 40. und 60. Lebensjahr, also in einem Alter, wo der Tod noch schwerste Lücken reißt. Das gleiche Alter geben SCHOENHOLZER, KALLMANN und LINKE an. 50,2% aller Krebstodesfälle nehmen nach REICHE die Magenkrebse ein. Soll diese Zahl verkleinert werden, so müssen die alten diagnostischen Wege vertieft und ausgebaut und neue gefunden werden. Die heutigen Erfahrungen zeigen, daß der Magenkrebs bei Männern häufiger ist als bei Frauen. KONJETZNY berichtet über zwei beobachtete Serien. Innerhalb der ersten Serie von 110 Fällen war das männliche Geschlecht mit 65%, das weibliche mit 35% vertreten. Die zweite Serie mit 96 Fällen wies in 73% Männer und in 27% Frauen auf. WEESE fand ein Überwiegen der Männer mit 66% gegenüber 34% der Frauen. Ähnliche Verhältniszahlen beobachteten SEGSCHNEIDER, SCHOENHOLZER, KALLMANN u. a. Unter 304 Magenkrebsfällen, die in $2^{1}/_{2}$ Jahren in unserem Institut geröntgt wurden, fanden sich 205 Männer und 99 Frauen.

Wenn sich erst die lehrbuchmäßigen Symptome einstellen, ist der Zeitpunkt der Frühdiagnose weit überschritten (KONJETZNY). Dieses gilt für die klinischen und auch für die röntgenologischen Zeichen. Aus zahlreichen, gleichlautenden Statistiken seien nur zwei erwähnt, die die ganze Tragik der Magenkrebskranken beleuchten. PAYNE führt 506 Fälle an, bei denen nur in 10,7% eine Magenresektion durchgeführt werden konnte. ABEL weist neuerdings auf eine Erfolgsstatistik über 489 Magenkrebskranke hin, die in den Jahren 1935—1939 beobachtet wurden. Es wurden 139 Patienten operiert und 39 bestrahlt. Von der Gesamtzahl lebten 5 Jahre nach Beginn der Untersuchung noch 20 Patienten, davon entfielen 14 auf die beiden letzten Jahre. Nach einer Zusammenstellung von EICHLER beobachtete GULECKE in 3 Jahren 554 Magenkrebskranke, von denen sich 40% in operablem Zustand befanden. Aber selbst diese operablen Fälle können nach dem Ausgang der Krankheit in den seltensten Fällen als

Frühstadien angesehen werden. Es besteht daher immer wieder die Forderung, nach Frühstadien zu suchen.

Darüber hinaus muß die frühzeitige Magenuntersuchung im krebsgefährdeten Alter gefordert werden. Zusammenstellungen über die Zeit vom Auftreten der ersten Beschwerden bis zur Stellung der Diagnose zeigen, daß oft Monate ungenützt vergangen sind. WEESE gibt für die Fälle, die einer Magenresektion unterzogen wurden (40%) die Dauer der Vorgeschichte mit 7,5 Monaten an. Zu ähnlichen bzw. gleichen Zeitangaben kommen SCHOENHOLZER, STICH, DENSEL, ALTSCHUL, WEIL u. a. VON OPPHOLZER fand nur in 4% der Fälle eine Beschwerdedauer unter einem Monat. Der Großteil der Patienten hatte Beschwerden bis zu einem halben Jahr vor der Klinikaufnahme. 20% der Krebsfälle hatten eine sich über mehrere Jahre erstreckende Anamnese. Es wird vermutet, daß hier ulceröse und gastritische Veränderungen, die dem Krebs vorausgingen, Ursache der Beschwerden waren. PAYNE fand unter 506 Magenkrebsfällen 400 Patienten, die eine Anamnese unter 2 Jahren hatten. Der restliche Teil hatte Beschwerden, die über 2 Jahre hinausgingen. Es besteht grundsätzlich kein Hindernis, diese für die frühzeitige Diagnose wertvolle Zeit ungenützt vergehen zu lassen. Hier kann sich der praktische Arzt mit Erfolg einschalten, wenn bei den häufig nur leichten ersten Krankheitssymptomen im krebsgefährdeten Alter immer wieder an ein beginnendes Carcinom gedacht und entsprechend gehandelt wird. KONJETZNY hat darüber hinaus auf die lange Magenanamnese hingewiesen im Hinblick auf die Erkrankungen des Magens, die er — vielfach belegt — als Vorläufer des Magenkrebses bezeichnet hat. KAPP und USLAND haben die Bedeutung der langen Magenanamnese mit klinischem Material unterstützt. Die Dringlichkeit der Frühdiagnose unterstreicht letzthin auch STAEMMLER, der nach einer Statistik über die Gesamttodesfälle an Geschwulstbildungen für den Magenkrebs der Männer 43%, für den der Frauen 26% angibt. Der Magenkrebs steht bei beiden Geschlechtern an der Spitze aller Krebserkrankungen.

II. Das kleine Carcinom des Magenkörpers.
Semiotik der Frühdiagnose.

Die Röntgenologie der Magenerkrankungen kann ihrem Wesen nach über die Biologie und Struktur der einzelnen Zelle nichts aussagen, ihr Gebiet ist die formale makroskopische Änderung der erkrankten Magenwand und insbesondere die Neubildung selbst, wobei durch die Erfahrungen des Untersuchers der diagnostische Schwellenwert des kleinen Krebses immer weiter zurückgedrängt werden kann, sodaß wir in der Lage sind, röntgenologisch wahre Frühdiagnosen zu stellen.

BONADIES versteht unter der Frühdiagnose die Diagnose in dem Augenblick, in dem ein Tumor noch an einem bestimmten Ort lokalisiert ist ohne Ausbreitung in Nebenorgane oder regionäre Lymphknoten. Er glaubt nicht, daß dies klinisch oder röntgenologisch zu erreichen ist. In der Tat sind die Lymphknotenmetastasen der näheren Umgebung selbst bei inoperablen Fällen in den seltensten Fällen durch die Röntgenologie zu erfassen. Wir müssen aber die Grenzen unserer Untersuchungsmethoden bei Aufstellung solcher Forderungen berücksichtigen und nichts Unmögliches verlangen, wenn wir in unserem Bemühen fortschreiten wollen. Solange nicht chemische oder serologische Methoden der zur Zeit allein maßgeblichen Röntgenuntersuchung einwandfrei überlegen sind, müssen wir unser Auge allein auf das formale Geschehen im Magen richten. Als Richtschnur dient uns dabei die makroskopische Ausdehnung des krankhaften Prozesses. Wir sind bemüht, den Krebs im makroskopischen Beginn festzustellen und die Eigenarten, die er dem Reliefbild des Magens gibt, herauszustellen. Wir setzen dabei voraus, daß mit Zunahme der Größe und der Dauer der Erkrankung die Gefahr der Metastasierung in gleicher Weise wächst, wir also auch erwarten dürfen, daß bei möglichst noch kleineren Formen eine Metastasierung noch nicht eingetreten ist und daß damit das Ziel der Frühdiagnose erreicht wird. Dabei sind wir uns immer bewußt, daß auch bei den frühesten Formen eine Metastasierung nie ausgeschlossen ist. Bereits früher konnte ich im Zusammenhang über einen Fall berichten, der von KONJETZNY untersucht und auch veröffentlicht wurde. Es handelte sich um einen „Schleimhautkrebs im Beginn" an ganz umschriebener Stelle. Diese Diagnose wurde erst durch die Krebsmetastase in einem regionären Lymphknoten erhärtet, sie klärte mit letzter Sicherheit über den Charakter der Veränderung auf.

Trotz dieser gelegentlich auftretenden überraschenden Befunde, müssen alle Bestrebungen darauf gerichtet bleiben, den Magenkrebs in seiner makroskopischen Frühform zu erkennen. Daß es die Schleimhautreliefdiagnostik ist, die hier entscheidend und erfolgreich einzugreifen hat, ist besonders und immer wieder von BERG und seinen Schülern betont worden.

Wenn SCHUR noch 1937 in Paris mitteilte: „Wir dürfen nicht vergessen, daß die radiologische Semiotik dieser initialen Fälle erst zu schaffen ist, denn alle Zeichen, die wir bis jetzt zur radiologischen Charakterisierung benützen, beziehen sich auf anatomisch weit vorgeschrittene Fälle", so ist dieser Standpunkt heute nicht mehr zu vertreten. Die röntgenologische Frühdiagnose des Magenkrebses ist kein unerreichbares Wunschbild mehr, sondern in vielen Fällen eine wohldefinierbare Realität geworden. Unsere Kenntnis der Frühformen ist so weit, daß wir von charakteristischen Veränderungen derselben im Röntgenbild sprechen können. Um diese kleinsten Veränderungen in ihrer ganzen Tragweite und Bedeutung zu erkennen, ist es notwendig, immer wieder das normale Reliefbild des Magens heranzuziehen und die Frage zu stellen, welche Reliefformationen würde man vom gesunden Magen an dieser oder jener Stelle erwarten, welche Eigentümlichkeiten sind nach Breite und Ausdehnung, nach der Oberflächenbeschaffenheit, der Begrenzung usw. gegeben.

Die Semiotik des Frühfalles ergibt sich aus der anatomischen Form, deren Reproduktion das Schleimhautbild gestattet. Erst wenn das Schattenbild der anatomischen Form entspricht, die der Operateur am Präparat vor sich sieht, ist die Möglichkeit der Frühdiagnose gegeben. Das Röntgenbild muß *Spiegelbild* des Präparates sein. GUTMANN hat 1937 auf dem Gastro-Enterologen-Kongreß in Paris zahlreiche Abbildungen zur Frühdiagnose des Magenkrebses gezeigt, ohne jedoch allgemein die Meinung zu hinterlassen, daß damit ein wirklicher Fortschritt erreicht worden ist. Auch die weitläufige schematische Einteilung und seine Namengebung lassen ebenso wie die im Ausschnitt dargestellten Bilder gelegentlich Zweifel an der Frühdiagnose aufkommen. Uns scheint die auch von GUTMANN wieder aufgenommene und propagierte Technik der prallen Magenfüllung und die ausschließliche Beurteilung der Kurvaturen und ihrer Motilität dem Wesen des Krebswachstums nicht genügend entgegen zu kommen. Der

Krebs wächst nicht nur in der Längsrichtung der Kurvaturen, sondern es ist vielmehr ein dreidimensionales Wachstum, das sich einmal in der Richtung der Kurvaturen, dann senkrecht dazu, d. h. von Kurvatur zu Kurvatur erstreckt und schließlich sich noch im Tiefenwachstum kundtut, das sich sowohl auf Defektbildungen als auch auf Wucherungen über das Niveau der Schleimhaut hinaus erstreckt. Gerade das Tiefenwachstum, das sich in Form von unregelmäßigen Wanddefekten mit warzigen Wucherungen kombiniert, ist bei der Beurteilung von Frühformen von entscheidender Bedeutung und nur der Reliefdiagnostik zugänglich. Wir konnten bereits früher feststellen, das Erkennen und Deuten der Niveauunterschiede führt hier zum Ziel. Gleichzeitiges Vorkommen von Erhebungen und Vertiefungen über das eigentliche Schleimhautniveau hinaus können entscheidend sein. Die Krater haben keine typischen Ulcusformen, sie sind bei den Krebsfrühformen flacher und unregelmäßiger in ihren Konturen, ebenso sind die Erhabenheiten flach und höckerig, sie zeigen nicht das typische Bild der Polypen. Es sind atypische Krater und atypische Wucherungen, die im Röntgenbild größte Übereinstimmung mit den von chirurgischer Seite angegebenen Merkmalen kleinster Krebse aufweisen.

WALDER berichtet bei frühulcerierten primären Magenkrebsen und bei krebsig entarteten Magengeschwüren über beulenartige bis kolbige Schattendefekte von Apfelkern- bis Haselnußgröße in nächster Nähe des Kraters. WALDER, der diese Schattenaussparungen nur bei ulcerierten Krebsen oder bei entarteten Geschwüren fand, hält sie für ödematöse oder ödematös-entzündliche Gebilde, die möglicherweise durch Infiltration der Lymphwege mit Krebszellen und anschließender Lymphstauung entstehen sollen. Ebenso wie wir den Deutungsversuch einer sog. Pseudonische anzweifeln, glauben wir, diesen rundlich-warzigen Schattenaussparungen in der Umgebung eines Kraters eine andere Deutung geben zu müssen. Wir haben auf diese Dinge schon früher hingewiesen. Diese unregelmäßigen, warzigen Reliefunregelmäßigkeiten in der nahen Umgebung eines entarteten Geschwürs dürften meist durch chronisch-gastritische Veränderungen hervorgerufen sein, während beim ulcerierten kleinen Krebs neben entzündlichen Vorgängen der in den Randbezirken weiterwuchernde Krebs für diesen höckerigen Wall verantwortlich zu machen ist. Diese flachen, warzigen Erhabenheiten sind dann der Ausdruck eines kleinen Krebses, der, sobald er zentral oder exzentrisch zerfällt, die charakteristischen Zeichen von Wanddefekten darbietet.

Wenn wir uns die Frage vorlegen, welche Veränderungen können wir bei den Frühfomen erwarten, so müssen wir uns die Wachstumsverhältnisse, die dem Krebs eigen sind und die im Röntgenbild nach Größe und Ausdehnung in Erscheinung treten können, vor Augen halten. Der Krebs tritt formal gesehen als konstruktives und als destruktives Prinzip auf. Auf die Magenwand übertragen bedeutet das, daß wir einen Überschuß an neugebildeten Zellen zuerst nur innerhalb der Magenwand und dann auch darüber hinaus ins Magenlumen vorwachsend und einen Gewebszerfall zu erwarten haben. In der einfachsten Form bedeutet diese Neubildung eine Durchsetzung der Magenwand mit zahlreichen Zellen, die natürlich röntgenologisch nicht faßbar ist. KONJETZNY und PRINZ haben in zahlreichen Fällen fortlaufende Serien histologischer Untersuchungen über den beginnenden Krebs, der noch auf die Mucosa begrenzt ist, veröffentlicht und das Übergreifen und Wuchern in die submucösen Schichten dargestellt. Makroskopisch zeigten die Präparate flache, serpiginös fortschreitende Erosionen. Innerhalb der Erosionen fanden sich kleine höckerige Wärzchen mit zerrissener Oberfläche. In anderen Fällen kam es zu einer umschriebenen Dickenzunahme der Wand, die bei örtlicher Begrenzung zu einer mäßigen Erhabenheit über das übrige Schleimhautniveau und weiterhin zu einer Einbuße der Wandelastizität geführt hatte. Tritt das Wachstum über das Niveau der Schleimhaut stärker hervor, werden wir als einfachste Form warzige, kamm- oder plateauartige Erhabenheiten zu erwarten haben. In jedem Stadium kann sich das zweite Prinzip des Krebses, die Destruktion, bemerkbar machen in ihrer einfachsten Form als flache Erosion oder als uncharakteristische, kraterförmige Vertiefung. Im Gegensatz zu formal ähnlichen Bildungen, wie den einfachen Polypen und den Geschwüren, vereinigen sich gewöhnlich diese beiden Grundprinzipien beim Krebs, so daß wir neben warzenförmigen Erhabenheiten ulceröse Veränderungen in engster Gemeinschaft finden. Diese verschiedenen Umbauten der Magenwand brauchen durchaus nicht nebeneinander liegen, vielmehr kann die warzige Erhebung selbst wieder Defekte aufweisen, entsprechend dem pathologischen Geschehen, wobei im neugebildeten, carcinomatösen Gewebe selbst wieder ein Zerfall und damit röntgenologisch der Defekt innerhalb eines erhabenen, gewucherten Bezirkes erscheint. Nach HENNING steht in den ersten Stadien die neoplastische Komponente im Vordergrund, während sich die Zerfallserscheinungen sekundär einstellen sollen.

Wir konnten Frühfälle nachweisen, die aus einer einfachen, umschriebenen, flachen Erhabenheit bestanden ohne Schleimhautzeichnung mit glatter Oberfläche. In einem anderen Falle stellten wir kleinste, flache Tumoren dar. Nach KONJETZNY handelte es sich um ein Schleimhautcarcinom, das dem einfachsten Stadium einer begrenzten Infiltration mit Verdickung der Magenwand entsprach. In den meisten Fällen war jedoch dieses Frühstadium des Krebses überschritten und es traten deutlichere Niveaudifferenzen auf. Die Defekte können zentral liegen und von warzigen Erhabenheiten umgeben sein, häufig jedoch liegt der Defekt exzentrisch, innerhalb unregelmäßiger, manchmal geradezu eckiger Erhabenheiten. Die umgebende normale Schleimhaut kann sich mit bogigen, relativ scharflinigen Konturen absetzen. Häufig aber verliert sich auch die Schleimhautzeichnung unmerklich in der Umgebung. Eine Radiärkonvergenz der Schleimhautfalten auf den Defekt zu kann bestehen. Die Falten erreichen jedoch gewöhnlich den Krater nicht, sondern es bleibt als Grenze ein reliefloser, wulstiger oder gehöckerter Saum. Die Kraterbildung ist durchweg flach. Der Einbruch in die Tiefe der Magenwand hält nicht Schritt mit dem Fortschreiten in die Peripherie. Während das chronische Geschwür, abgesehen von den wenigen flachen Formen, in seinem Tiefendurchmesser etwa dem Flächendurchmesser entspricht, dringen die Kraterbildungen des kleinen Krebses weniger in die Tiefe vor. Der Zerfall des Gewebes schreitet in der Peripherie des Kraters schneller voran, so daß die flachen unregelmäßigen Defektbildungen immer mit einer gewissen Reserve beurteilt werden müssen.

Morphologie des kleinen Magenkrebses in bezug auf das Röntgenbild.

KONJETZNY hat die Frühdiagnose des Magenkrebses mit Erfolg weitergetrieben und ein überzeugendes Material kleiner und kleinster Krebse vorgelegt. Er beschreibt unter anderem Fälle von beetartigen Schleimhautverdickungen von Pfennigstückgröße und darüber hinaus, die im histologischen Bild bei Schwund aller normalen Elemente jene charakteristischen Epithelzüge und -Nester aufwiesen, die nach seinen Untersuchungen zur sicheren krebsigen Wucherung überleiten, wofern sie nicht schon als Schleimhautkrebs zu betrachten sind. In einem anderen Fall erwähnt er eine beetartige Verdickung der Schleimhaut mit einem Durchmesser von etwa $^3/_4$ cm. Auf dem Schnitt wies die Schleimhaut eine Verdickung von 1,5 mm auf. Innerhalb dieses Bezirkes fanden sich die atypischen, für das beginnende Carcinom charakteristischen Zellzüge. Das Oberflächenepithel war stellenweise defekt im Sinne einer flachen Ulceration, wie sie nach KONJETZNY beim Magenkrebs schon frühzeitig zu finden ist. Obwohl sich zunächst die Wucherungen ohne Zerstörung der Oberfläche ausbilden können, ist doch der nächste Schritt die Ulceration der Schleimhaut. Es braucht nicht betont zu werden, daß diese initialen Veränderungen für das Röntgenbild unterschwellig sind. Es soll nur die Entwicklung des zu erwartenden Röntgenbefundes angedeutet werden.

Zusammenfassend schildert KONJETZNY das makroskopische Verhalten des Magenkrebses in seinen ersten Anfängen etwa folgendermaßen:

1. Warzige, beetartige, kammartige oder polypöse Schleimhautverdickungen.
2. Umschriebene, flächenhafte Magenwandverdickungen mit oberflächlichen oder serpiginösen Erosionen.
3. Große flächenhafte Erosionen mit deutlichem Schleimhautwall, die den Eindruck eines oberflächlichen Geschwürs machen.
4. Das muldenförmige, flache Geschwür.
5. Das typische, penetrierende, flache Geschwür.

BERTRAND, der über 6 Frühkrebse berichtet, beschreibt oberflächliche Geschwürsbildungen mit unregelmäßigem, serpiginösem Rand. Nach ihm ist bei jeder oberflächlichen Geschwürsbildung mit unregelmäßigem Rand der Verdacht auf ein Carcinom „im Beginn" zu hegen und eine sorgfältige histologische Untersuchung durchzuführen. Der flache, unregelmäßige Wanddefekt, der nach beiden Autoren größte Beachtung erfordert, verdient auch als röntgenologisches Zeichen eines beginnenden Magenkrebses größten Wert, wie später noch gezeigt werden wird.

HENNING betont auf Grund seiner gastroskopischen Untersuchungen, daß die neoplastische, d. h. konstruktive Phase ein Magencarcinom „im Beginn" charakterisiert, während die Zerfallserscheinungen sich erst sekundär entwickeln. „Ein unmotiviert auftretendes, breites Beet, eine solitäre Gruppe von höckerigen Bildungen oder eine örtlich verdickte Falte können den Verdacht auf ein Carcinom „im Beginn" erwecken. Sicherheit der Diagnose besteht, wenn der kleine Tumor eine zentrale Nekrose bietet, wodurch das höchst charakteristische Bild eines flachen, schmierig belegten Geschwürs mit unregelmäßig wallartig aufgeworfenem Rand entsteht."

Versuchen wir aus den von den anatomisch-chirurgischen und gastroskopischen Seiten gelieferten Befunden kleinster Krebse diejenigen morphologischen

Veränderungen herauszuschälen, die für die röntgenologische Diagnostik von Bedeutung sein können, so tritt immer wieder die *umschriebene Erhabenheit eines Schleimhautbezirkes über seine Umgebung hervor, wobei die Oberfläche glatt, faltenlos, aber auch höckrig bzw. warzig sein kann; hinzu kommt die Defektbildung oder Ulceration innerhalb einer Wandverdickung und drittens die flache Ulceration, die besonders verdächtig ist bei bogenförmig fortschreitendem, unregelmäßigem Rand.*

KONJETZNY hebt hervor, daß die makroskopische Betrachtung in keinem Fall die sichere Diagnose eines beginnenden Krebses gestattet. Die Tatsache, daß in solchen Fällen histologisch eine Krebsbildung in frühen Stadien nachgewiesen wurde, bleibt davon unberührt; es handelt sich um alarmierende, gefahrvolle Zustände, deren Nachweis versucht und erreicht werden muß.

Weg zur Frühdiagnose.

Trotz aller Fortschritte der Röntgendiagnostik ist die Frühdiagnose des Magenkrebses bisher nicht recht vorangekommen. Eine gewisse Resignation hat hier Platz gegriffen. Auf der einen Seite glaubte man, die Grenze des Möglichen erreicht zu haben, auf der anderen Seite legte man neueren Untersuchungen keinerlei fortschrittliche Bedeutung bei. Wenn ABEL schreibt, daß die Röntgenmethodik der notwendigen Früherkennung nicht mehr verbessert werden kann, ist ihm die Auffassung von SCHUR entgegen zu halten, der noch auf dem Pariser Gastro-Enterologen-Kongreß unter anderem ausführte: „Wir dürfen jedoch nicht vergessen, daß die radiologische Semiotik dieser initialen Fälle erst zu schaffen ist, denn alle Zeichen, die wir bisher zur radiologischen Charakterisierung der Carcinome besitzen, beziehen sich auf weit vorgeschrittene Fälle". Wir glauben, daß diese Ansichten nicht zu Recht bestehen. Die Frühdiagnose kann, wie wir auch schon früher gezeigt haben, weiter ausgebaut werden, auch lassen sich röntgenologisch charakteristische Zeichen des beginnenden bzw. frühen Krebses aufstellen. Grundsätzlich neue Gesichtspunkte sind bei der auf morphologischen Symptomen aufgebauten Diagnostik nicht zu erwarten. Um weiter zu kommen, müssen wir versuchen, *aus den groben formalen Veränderungen des fortgeschrittenen Krebses rückwärts gehend über immer kleinere Formen die Zeichen der Frühformen zu entwickeln, also retrospektiv von den Zeichen des fortgeschrittenen Krebses zu den Zeichen des beginnenden Krebses zu gelangen.* Die eingangs aufgeführten Kriterien weisen, in grundsätzlichen Dingen mit chirurgischen und gastroskopischen Befunden übereinstimmend, den Weg zur Frühdiagnose.

Eine Einschränkung bezüglich der makroskopischen Frühformen muß hier gemacht werden. Es ist bekannt, daß der fortgeschrittene Krebs sich in verschiedene makroskopische Formen einteilen läßt. Nach chirurgischen Gesichtspunkten, die einen Anhalt für das therapeutische Handeln geben sollen, unterscheidet KONJETZNY, einer Einteilung von BORMANN folgend:

1. Die ausgesprochen pilzförmig oder polypös, vorwiegend endogastrisch entwickelten Carcinome.

2. Die ulcerierten, schüsselförmigen Carcinome mit deutlich aufgeworfenem, wallartig gut zu begrenzendem Rand.

3. Die geschwürigen Carcinome ohne ausgesprochenen Wall und ohne scharfe Grenze, vielmehr mit Infiltrationen der Magenwand über den Geschwürsrand hinaus.

4. Die ausgesprochen diffusen, fibrösen Carcinome mit allmählich vom Pylorus kardiawärts abnehmender Verdickung der Magenwand.

Die unter 4. genannten Krebse bevorzugen in ihrem Wachstum das Gebiet der Submucosa und der Muscularis. Nach KONJETZNY ist die Schleimhaut in diesen Fällen entweder gar nicht oder nur unscheinbar und in geringer Ausdehnung ulceriert. Selbst die bioptische Beurteilung stößt hier auf größte Schwierigkeiten. Bezüglich ihrer Diagnostik im Röntgenbild und ihrer Abgrenzung gegen die gutartige Pylorushypertrophie und gegen gewisse Formen der Antrumgastritis verweisen wir auf eine zusammenhängende Darstellung im letzten Teil dieser Ausführungen.

Was die erste Gruppe betrifft, so hat sie in der Röntgendiagnostik weitgehende Sicherheit erlangt. Die Diagnose selbst kleinster polypöser Bildungen ist für die Reliefdiagnostik keine unüberwindliche Schwierigkeit (BERG), so daß, wie früher bereits dargestellt wurde, hier eine Frühdiagnose leichter zu erreichen ist. Es soll natürlich nicht verkannt werden, daß bei der Darstellung einer kleinen polypösen Wandveränderung über den Charakter dieser Neubildung — ob gut- oder bösartig — noch nicht entschieden ist. Differentialdiagnostisch kommen gut- oder bösartige epitheliale Neubildungen, Myome, Myofibrome, Lipome, Angiome, Nebenpankreaskeime u. a. in Frage. Schwierigkeiten können auch durch Pseudoeffekte extragastraler Lymphknoten sowie durch Schleimhauteinbettungen von Fremdkörpern entstehen, auf die BERG hingewiesen hat. PANSDORF und DETHERMANN charakterisieren die polypösen Bildungen als große und kleine rundliche, häufig multipel auftretende, scharf konturierte Füllungsdefekte, die verschieblich sein können. LEDDERHOSE sah bei den epithelialen Bildungen im Gegensatz zu Myomen nicht ganz scharfkantige Füllungsdefekte mit leicht welligen Konturen, während ASSMANN über leicht gekerbte Konturen und GASSMANN über verwaschene Konturen berichtet. Nach GUTZEIT zeigen die weichen Polypen im Gegensatz zu den soliden Tumoren, wie Fibromen oder Myomen, einen Füllungsdefekt auf, der je nach der Stärke der Kompression größer oder kleiner werden soll. Ebenso wie eine Differenzierung röntgenologisch kaum mit Exaktheit durchzuführen ist, läßt sich über den Charakter des Polypen Eindeutiges nur mit Vorbehalt aussagen. Scharf umschriebene Konturen, erhaltene Reliefzeichnung sind als Zeichen einer gutartigen Bildung zu werten. HENNING betont auf Grund seiner gastroskopischen Untersuchungen für die Gutartigkeit des Tumors die Unversehrtheit der bedeckenden Schleimhaut und das Fehlen von Infiltrationen in der Umgebung. Zu erwähnen sind noch umschriebene Hyperplasien fibroadenomatöser Art, die WINDHOLZ beschrieben hat. Makroskopisch rufen sie den Eindruck kleiner Carcinome hervor. Vom Polypen unterscheiden sie sich dadurch, daß sie große Flächen einnehmen; der Füllungsdefekt zeigt keine Unterbrechung der Schleimhautfalten, innerhalb des Füllungsdefektes zarte Eigenstruktur. Sitz der Hyperplasien soll gewöhnlich die Angulusgegend im Bereich der großen Kurvatur sein.

Die ulcerierten schüsselförmigen Carcinome mit deutlich aufgeworfenem Randwall und die ulcerierten Carcinome, deren Randinfiltration über den Geschwürsrand hinausgeht, stellen der Zahl nach das Hauptkontingent der Magenkrebse dar, wobei die dritte Gruppe die zweite noch überwiegt. Sie bieten, wenn sie das Stadium des kleinen Krebses hinter sich haben, in ihren makroskopischen

Formen die eingangs erwähnten Kriterien zur Frühdiagnose in vielfach potenzierten und übersteigerten Formen.

Die zahlreichen Untersuchungen, die uns über die Prädilektionsstellen des Magenkrebses Auskunft geben, sind auch für den Röntgenologen wertvoll und aufschlußreich, insofern als ihre Kenntnis die Durchführung der Untersuchung planvoll gestaltet und damit ein systematisches „Absuchen" und „Abtasten" der Schleimhaut unterstützt.

Sowohl pathologisch-anatomische als auch klinische Statistiken über den Sitz des Magenkrebses lassen erkennen, daß der Magenausgang absolut vom Krebs bevorzugt wird. Es werden Zahlen bis zu 83% für das Antrum angegeben. Daneben finden wir auch weit niedrigere Zahlen z. B. 23%. Die Differenz der aufgegebenen Zahlen, die in den Statistiken der Pathologen zwischen 40 und 71% oder in klinischen Erhebungen zwischen 23 und 83% schwankt, findet nach Konjetzny darin ihre Erklärung, daß Begriffe wie Pylorusgegend, kleine Kurvatur usw. einer subjektiven Fassung weiten Spielraum lassen und nicht für jeden Untersucher absolut denselben Bezirk bedeuten. Konjetzny, der die Krebse in der Umgebung des Magenausganges als Krebs des Antrumgebietes zusammenfaßt, fand in einer Serie von Magenresektionen, die sich über 4 Jahre erstreckt, in 82% der Fälle das Antrum befallen. Von 577 Magencarcinomen, die Staemmler anführt, hatten 65% ihren Sitz im Pylorusgebiet und an der kleinen Kurvatur. Von Oppholzer berichtet über 837 Magencarcinome, von denen 456 das Antrumgebiet und 244 die kleine Kurvatur betrafen. Das Carcinom der Kardia, des Fundus und der großen Kurvatur tritt demgegenüber völlig in den Hintergrund. Was für die großen Carcinome gilt, hat auch für die kleinen Carcinome Bedeutung. Es empfiehlt sich daher, auf der Suche nach Frühfällen der kleinen Kurvatur und dem Antrum gleich zu Beginn der Untersuchung, solange noch Störungen durch einsetzende Sekretion zu vermeiden sind, größte Aufmerksamkeit zu widmen und die Schleimhautfalten palpierend zu verfolgen. Da die kleine Kurvatur und das Antrum für den röntgenologischen Untersucher meistens günstig zu erreichen sind, können wir hier die besten Erfolge bei der Frühdiagnostik erwarten.

Die Durchleuchtung ist das wesentliche Moment beim Suchen und Auffinden der Schleimhautveränderungen. Gutmann ist hier anderer Meinung; für ihn ist das Leuchtschirmbild beim Krebs „im Beginn" nur ein Mittel zur Kontrolle, kein Mittel zur Diagnostik. Diese nicht von ihm allein vertretene Meinung ist sicherlich auf seine gegenüber der unserigen grundverschiedene Untersuchungstechnik zurückzuführen, da er neben Schleimhautaufnahmen die pralle Kontrastfüllung des Magens besonders bevorzugt, wobei Peristaltik und Tonus in der Beurteilung von ausschlaggebender Bedeutung sind. Aber auch die Schleimhautuntersuchung wird nicht einheitlich gehandhabt. Die Schleimhauttechnik, wie Berg sie lehrte, besteht nicht darin, daß der Patient einige wenige Schlucke Kontrastmittel trinkt, das an den Magenwänden herabrieselt, worauf dann mit oder ohne Kompression Schleimhautaufnahmen angefertigt werden. Solange nicht die palpierende Hand des Untersuchers eine Verbindung des Kontrastmittels mit dem Schleimhautrelief hergestellt hat, kann von einer Schleimhautdiagnostik im Sinne Bergs nicht die Rede sein. Es muß versucht werden, sich über den Verlauf jeder Falte des Reliefs klar zu werden, indem der palpierende, geschützte Finger die Falten ausstreichend verfolgt. So werden sich auch kleinste

Abweichungen von der Norm an den zugänglichen Stellen erkennen und auf der gezielten Momentaufnahme herausarbeiten lassen. Die Kontrastmittelmenge wird so gewählt, daß eine optimale Darstellung der pathologischen Veränderungen gewährleistet ist.

Über die Untersuchungstechnik ist früher schon eingehend geschrieben worden, es ist die BERGsche Reliefdiagnostik, die sich hier wie am ganzen übrigen Verdauungskanal bahnbrechend durchgesetzt hat. Wichtig ist, daß der Magen weitgehend frei von Sekret und Schleim ist, weil bei ihrer Anwesenheit das Kontrastmittel zu einer inhomogenen Masse werden kann, die eine scharfe Zeichnung der Schleimhaut vereitelt. Bei Kontrollaufnahmen, die notwendig werden, empfiehlt es sich, gezielte, ausgeblendete Aufnahmen unmittelbar nach Einnahme des ersten Schluckes Kontrastmittel zu machen, da sich dann noch die Störung durch bald einsetzende Sekretion vermeiden läßt.

Frühdiagnosen des Magenkrebses wollen erarbeitet sein. In vielen Fällen wird man bei der ersten Untersuchung über den Verdacht einer Neubildung nicht hinauskommen. Kontrollaufnahmen sind dann notwendig. Auch wird man bei Operationen gelegentlich gutartige Bildungen antreffen, wo man glaubte, einen Krebs „im Beginn" vorzufinden. Diese Fälle liefern uns das Material für unsere differentialdiagnostischen Erwägungen.

Stadien zum kleinen Krebs
(destruktives und konstruktives Prinzip).

Unsere Aufgabe ist es nun, an Hand der folgenden Fälle von den „ausgewachsenen Krebsen" die schrittweise Entwicklung rückwärts zu verfolgen, um so zu den Frühformen im Röntgenbild zu gelangen und an ihnen die Semiotik der Frühform des Magenkrebses darzustellen. Der erste nun folgende Fall stellt ein größeres Magencarcinom dar. Die makroskopischen Veränderungen wiesen am Präparat Durchmesser von 6 : 6,5 cm auf. Obwohl bei weitem über den Begriff des kleinen Magenkrebses hinausgehend, weist es doch alle jene typischen Merkmale auf, die wir bei der Deutung kleiner und kleinster Veränderungen richtunggebend verwerten.

Der 36jährige Patient R. (Abb. 1) leidet seit 1 Jahr an uncharakteristischen Magenbeschwerden, bei denen gelegentlich auch Brechreiz auftrat. Der Patient ist bei der Einweisung in gutem Allgemein- und Kräftezustand. Der Leib ist weich, pathologische Resistenzen sind nicht zu tasten. Bei tieferer Palpation der Magengegend spricht der Patient von einem unangenehmen Gefühl. Die Untersuchung des Magensaftes ergibt eine Hyperacidität. Sanguis im Stuhl +, Hbg 90%, Ery. 4,4 Mill.

Die Röntgenuntersuchung ergibt einen mittelgroßen Magen. In der Angulusgegend, von der kleinen Kurvatur ausgehend, finden sich ausgeprägte Schleimhautveränderungen. Unmittelbar an der kleinen Kurvatur erkennt man einen länglichen, unregelmäßigen, kleinbogig begrenzten Schatten, der einer kraterförmigen Vertiefung entspricht. Denkt man sich die noch erhaltene Konturlinie der kleinen Kurvatur bogenförmig über diesen Krater pyloruswärts verlängert, so geht ohne weiteres daraus hervor, daß es sich um eine ausgesprochen flache Defektbildung handelt, die sich vorwiegend peripher in der Schleimhaut und in den schleimhautnahen Wandschichten entwickelt hat, während die tiefen Magenwandschichten weniger ergriffen sind, denn die Tiefenausdehnung des Kraters geht über die gedachte Konturlinie kaum hinaus. Der Kratergrund selbst zeigt unregelmäßige Begrenzungslinien, die an der kleinen Kurvaturseite wie angenagt erscheinen. Wir werden danach einen unregelmäßig zerklüfteten Geschwürsgrund erwarten, der sattelförmig der kleinen Kurvatur aufsitzt, sich konzentrisch, vorwiegend in der Schleimhaut und den angrenzenden Wandschichten entwickelt hat, während die Tiefenausdehnung, die Neigung zu Penetration in benachbarte Organe zurücktritt. Während beim chronischen Magengeschwür, abgesehen von den weniger häufigen flachen Formen, vielfach der Tiefendurchmesser in etwa dem Flächendurchmesser entspricht, tritt hier der Tiefendurchmesser gegenüber dem Flächendurchmesser völlig in den Hintergrund. Der Krater ist ausgesprochen flach. Er wird ringförmig umgeben von einem wulstigen

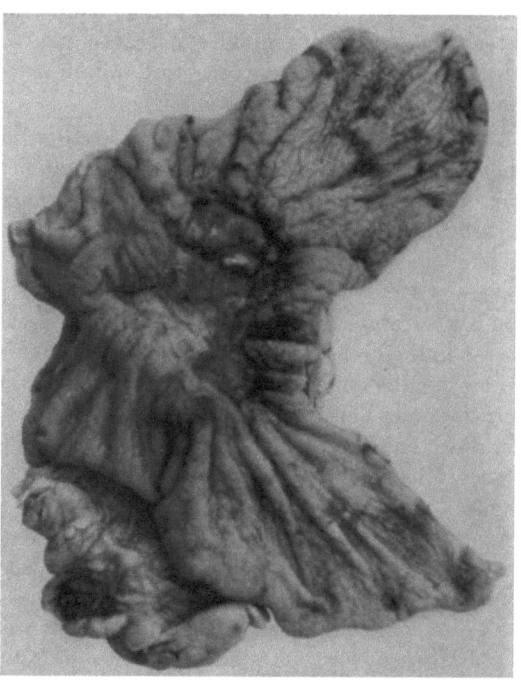

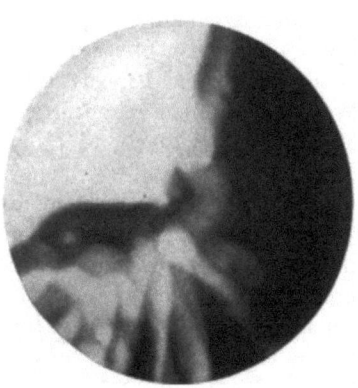

Abb. 1a. Schüsselförmig ulcerierter Krebs von mittlerer Größe, flacher Krater an der kleinen Kurvatur mit Randwall.

Abb. 1b. Das durch Resektion nach Billroth II gewonnene Präparat.

Wall, der über Bleistiftdicke hat; besonders kardiawärts setzt sich dieser Wall mit bogigen Konturen ab. Die Schleimhautfalten aus der Umgebung ziehen konvergierend zum Krater, erreichen den Krater aber selbst nicht, sondern brechen bereits an dem umgebenden Ringwall ab. Dieser ist nicht ganzrandig, sondern zeigt stellenweise kleinbogige Konturen, hervorgerufen durch die Höckerung des Walles. Stellenweise sind seine Konturen unscharf und ohne näher differenzierbare Form, was auf den unregelmäßigen Gewebszerfall in der Peripherie des Kraters zurückzuführen ist, wobei sich der Krater mit tiefen Buchten in die Umgebung vorschiebt; hierdurch wird der Randwall unterbrochen und noch erhaltene Gewebsinseln springen gegen den Krater vor.

Operationsbericht: Im Antrum an der kleinen Kurvatur ist ein etwa 5 cm großes Geschwür zu tasten. Die Serosa ist im Bereich des Geschwürs nicht im Sinne eines Krebses, sondern wie bei einem Ulcus verändert. Sie ist auffallend schwielig. Von der Hinterfläche des Magens ziehen aufgequollene, ödematöse Adhäsionen zur Unterfläche des linken Leberlappens. Resektion nach Billroth II mit antecolischer Anastomose.

Das Präparat zeigt eine flache, unregelmäßige Geschwürsbildung mit etwas buchtigen, gelappten Rändern an der kleinen Kurvatur. Durchmesser 6 : 6,5 cm. Der Geschwürsrand ist wallartig erhaben, an einer Stelle ragt in den Defekt ein 10-pfennigstückgroßer Wulst hinein. Kardiawärts sind dem stärker erhabenen Randwall gehöckerte, zerklüftete Areale vorgelagert. Gegen das Geschwür ziehen konvergierend dicke Schleimhautwülste, die teils den Krater erreichen, teils an dem höckerigen Tumorgebiet abbrechen. Warzige Gastritis im Antrum, weniger stark ausgeprägt im Fundus.

Dieses Carcinom, das nicht mehr als klein angesprochen werden kann, wurde mit Bedacht als erstes und eingehend geschildert, weil es für die schüsselförmigen Carcinome als Musterbeispiel dienen kann; ihre morphologischen Einzelheiten lassen sich im Röntgenbild exakt erkennen und dieselben Zeichen, die hier in groben Verhältnissen zur Diagnose führen, wiederholen sich bei den kleinen und kleinsten Krebsen immer wieder.

Charakteristisch ist der flache, in der Peripherie sich ausdehnende Krater mit seinem unregelmäßigen, gleichsam angenagten Grund. Der Flächendurchmesser übertrifft den Tiefendurchmesser bedeutend, ganz im Gegensatz zum chronischen Geschwür, wo ein derartiges Verhältnis seltener auftritt; hier finden wir vielmehr in den meisten Fällen den Tiefendurchmesser gleich dem Flächendurchmesser. Ist der Grund des Kraters schon höckerig zerklüftet, so finden wir besonders am Kraterrand tumorartige Erhebungen, die die Schleimhautzeichnung vermissen lassen und eine höckerige, unregelmäßige Oberfläche besitzen. Ein breiter Randwulst umgibt den Krater. Ihm liegen sowohl entzündliche als auch neoplastisch-infiltrierende Veränderungen zugrunde. An dem Wall bzw. an dem gehöckerten, zerklüfteten Rand des Defektes brechen die Schleimhautfalten der Umgebung stellenweise mit kleinbogigen Konturen ab. Die Radiärkonvergenz der Schleimhautfalten finden wir ebenso wie beim gutartigen, chronischen Geschwür auch beim kleinen Krebs, doch erreichen die Falten den Kratergrund nicht, sondern sie bleiben durch den wulstigen Wall vom Krater getrennt. Der flache Krater zusammen mit flachen höckerigen Erhabenheiten, die sich kleinbogig als Randwall absetzen, sind Zeichen, die mehr oder weniger miteinander kombiniert für die Diagnose wertvoll sind.

Der nächste Fall M. R., 65 Jahre (Abb. 2) stellte ein mittelgroßes Neoplasma dar, das die angeführten Zeichen wieder aufweist. Wieder in der Angulusgegend ein flacher Krater mit unregelmäßig welligem Grund. Der Krater hat sich vorwiegend in Richtung der kleinen Kurvatur entwickelt. In seiner Umgebung finden sich rundliche, wulstige Erhebungen. Der umgebende Randwall schiebt sich mit kleinbogigen Konturen gleichsam zwischen die normalen Schleimfalten. Auch hier ist eine gewisse Konvergenz der Falten von der großen Kurvatur aus zu erkennen; dabei stellt sich eine Überschneidung des Reliefs der Vorder- und Hinterwand dar. Zum Pylorus weist der Krater einen unterminierten Rand auf.

Operationsbericht (Dr. KLOSTERMEYER): An der kleinen Kurvatur in der Angulusgegend ist ein derber, fünfmarkstückgroßer Tumor mit zentralem Krater zu tasten. Keine nachweisbaren Metastasen. Resektion nach Billroth II.

Präparat: An der kleinen Kurvatur, etwa 4 cm vor dem Pylorus, findet sich ein flaches, ovales Geschwür. Größter Durchmesser knapp 4 cm in der Richtung der kleinen Kurvatur. Der Geschwürsgrund ist höckrig zerklüftet und mit grauweißen Massen belegt. Zu dreiviertel ist das Geschwür von einem derben, aufgeworfenen Rand umgeben, während an einer Stelle der Randwall unterbrochen ist und eine warzig gehöckerte Schleimhaut noch in den Geschwürsgrund hineinragt. Die Schleimhautfalten aus der Umgebung konvergieren zum Krater. Die Serosa ist im Bereich der Ulceration verdickt und mit einem zarten fibrinösen Schleier belegt.

Stadien zum kleinen Krebs (destruktives und konstruktives Prinzip).

Ein Vergleich mit dem ersten Fall zeigt — abgesehen von der Größe — die gleichen Verhältnisse. Da alle Abbildungen unter den technisch gleichen

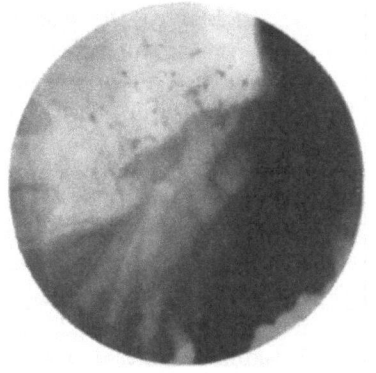

Abb. 2a. Schüsselförmig zerfallender Krebs in der Angulusgegend der kleinen Kurvatur. Flacher Krater mit welligem Grund.

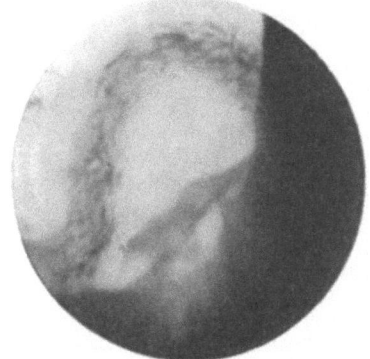

Abb. 2b. In der Umgebung des Kraters zur großen Kurvatur hin warzig-rundliche Füllungsdefekte, an denen die Schleimhautfalten scharf abbrechen.

Bedingungen gewonnen wurden, lassen sich die Größenverhältnisse direkt miteinander vergleichen. Es handelt sich hier um einen geschwürig zerfallenen Krebs,

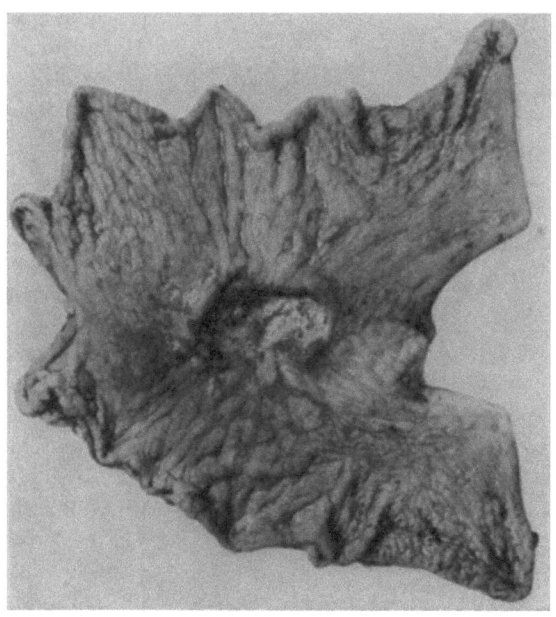

Abb. 2c. Präparat. Zu dreiviertel ist der Krater von einem aufgeworfenen Randwall umgeben. Der restliche Kraterrand weist warzighöckerige Erhebungen auf. Größter Durchmesser des Kraters 4 cm.

der zu einem flachen Krater von knapp 4 cm Längsdurchmesser geführt hat. Zum größten Teil ist der Krater von einem aufgeworfenen Randwall umgeben, vor dem die Schleimhautfalten haltmachen. Nur an einer Stelle springen höckerige Schleimhautpartien gegen den Kratergrund vor, die im Röntgenbild als ovale bis rundliche Aufhellungen in Richtung auf die große Kurvatur zu erkennen sind.

Auch der nächste Fall, E. W., 51 Jahre (Abb. 3), weist als charakteristische Veränderung eine flache Kraterbildung auf. Es handelt sich um eine Patientin, die seit Monaten über Magenbeschwerden uncharakteristischer Art klagte. Die Röntgenuntersuchung des Magens ergab neben einer deutlichen Schleimhautschwellung im ganzen Magen an der kleinen Kurvatur oberhalb des Angulus eine Wandveränderung, die bei der ersten Betrachtung nicht ohne weiteres als kleines Neoplasma imponiert. Oberhalb des Angulus, kaum die kleine Kurvatur überragend, findet sich ein 3 cm langer Schattenfleck, der innerhalb der gewulsteten Schleimhaut nur wenig hervortritt. Erst ein genaueres Detailstudium ergibt, daß es sich nicht um ein abnormes Faltental, sondern um einen schmalen, flachen Krater handeln muß; das geht auch aus dem Verlauf der umgebenden Falten hervor. Die an dem Schattenfleck vorbeiziehenden Falten und Faltentäler stehen zu diesem in keinem geordneten Verhältnis, sondern konvergieren teils oder weichen auch aus. Pyloruswärts brechen die Falten an einem Randwall ab, während aus der Kardiagegend und aus der Richtung der großen Kurvatur einzelne Faltenzüge den Krater erreichen. Die Umgebung des Kraters ist hier jedoch etwas uneben und höckerig. Danach muß es sich um ein kleines Neoplasma handeln, charakterisiert durch eine flache, längliche Kraterbildung, teils von einem Randwall, teils von ungeordnet höckerigem Relief umgeben.

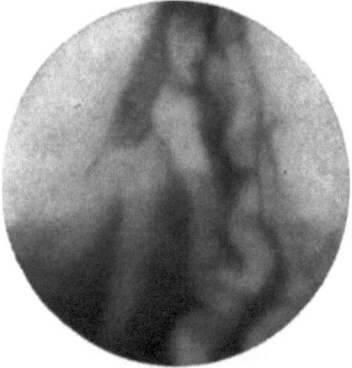

Abb. 3a. Längliche sehr flache Kraterbildung an der kleinen Kurvatur, ähnlich einem abnormen Faltental. Pyloruswärts vom Krater kommt bei stärkerer Kompression ein Randwall zur Darstellung. Angedeutete Radiärkonvergenz der Schleimhautfalten.

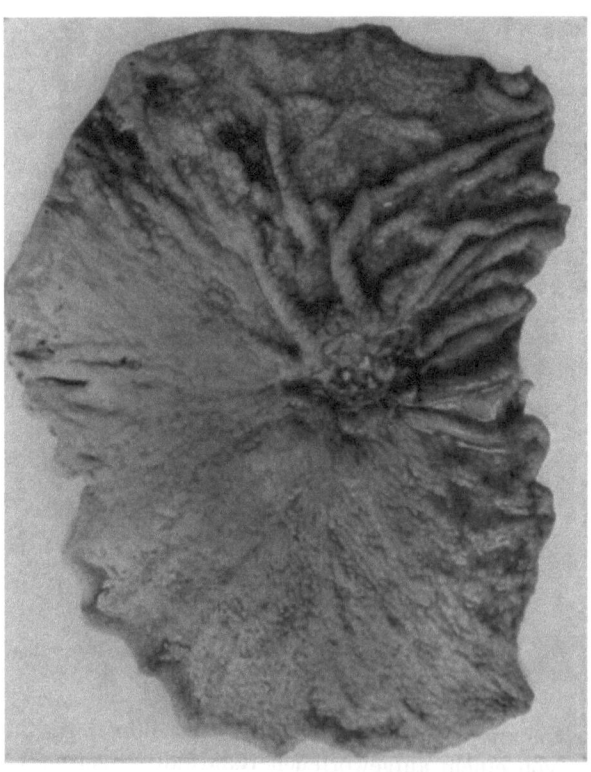

Abb. 3b. Präparat. Flache längliche Kraterbildung. Längsdurchmesser 3,5 cm, Querdurchmesser 2,5 cm. Auf den Randwall folgen an einer Seite unregelmäßig flache Defekte. Radiärkonvergenz der Schleimhautfalten.

Operationsbericht (Dr. PRINZ): An der kleinen Kurvatur fühlt man eine Geschwürsbildung mit einem derben, wallartigen Rand, in deren Bereich die Serosa weißlich aussieht. Resektion nach Billroth II.

Präparat: In der Angulusgegend der kleinen Kurvatur Geschwürsbildung. Längsdurchmesser 3,5 cm, Querdurchmesser 2,5 cm. Der zur großen Kurvatur hin gerichtete Rand der Hinterwand ist deutlich etwas erhaben und überhängend, während zur Magenvorderwand hin der Geschwürsrand flacher erscheint und einige feinwarzige Erhebungen erkennen läßt. Der Grund des Kraters ist im ganzen flach mit weißlich fibrinösen Belägen bedeckt. Schleimhaut in der Nähe der kleinen Kurvatur warzig, im Antrum glatt. Vom Fundusteil ziehen dicke Falten zu der Geschwürsbildung. *Histologisch:* Ca.

War bei den bisher angeführten Fällen der flache Substanzverlust der Magenwand hervorstechend, also das destruktive Prinzip vorherrschend, während kleine warzige Erhabenheiten nur stellenweise am Rand des Kraters angetroffen wurden, weist der nun vorliegende Fall neben dem Defekt völlig ungeordnete Wucherungen auf, die in dem Schleimhautbild im ganzen gesehen einen Füllungsdefekt von Markstückgröße verursachen.

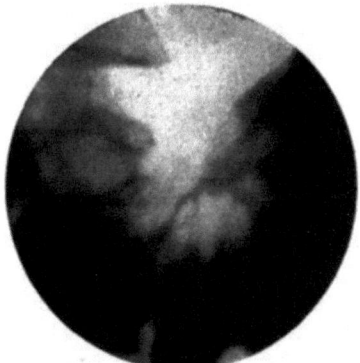

Abb. 4a. Markstückgroßer Füllungsdefekt an der kleinen Kurvatur. Der Füllungsdefekt besteht aus einzelnen ovalen und rundlichen Erhabenheiten, zwischen denen Furchen und unregelmäßige Defekte liegen.

Die 53jährige Patientin E. B., deren Mutter an Magenkrebs gestorben ist, hat seit 10 Jahren einen empfindlichen Magen. Kohl, Gurken, Salate und fette Speisen wurden schlecht vertragen. Gelegentlich trat Erbrechen auf. Jetzt seit einigen Wochen Verschlimmerung aller Beschwerden (Abb. 4).

Die Röntgenuntersuchung ergibt in der Anguluswand eine markstückgroße Reliefveränderung, die im ganzen gesehen als flacher Füllungsdefekt imponiert. Innerhalb des Füllungsdefektes liegt etwas exzentrisch ein kleiner Krater mit unregelmäßigen, wie angenagten Rändern. Der Füllungsdefekt selbst besteht aus einzelnen, teils ovalen, teils völlig unregelmäßigen Erhabenheiten, die mit kleinen gefurchten Vertiefungen abwechseln. Die Schleimhautfalten der Umgebung konvergieren zu der Wandveränderung, an der sie mit kleinbogiger Kontur unvermittelt abbrechen.

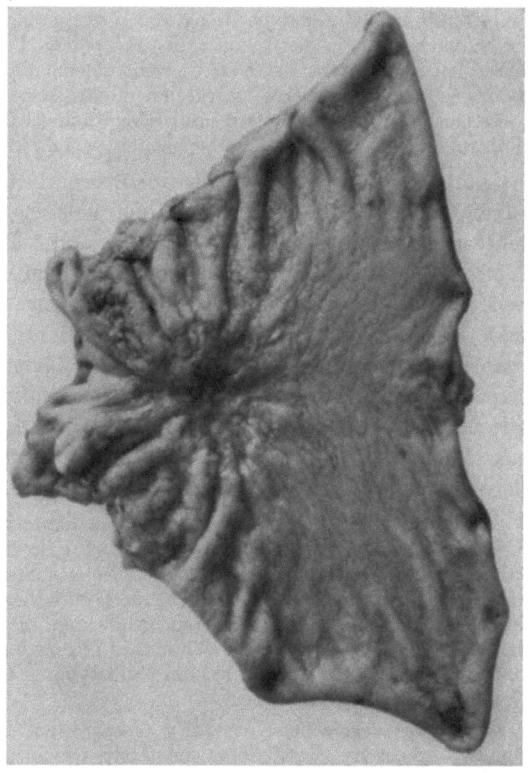

Abb. 4b. Präparat. Flache unregelmäßige Ulcerationen innerhalb warziger unregelmäßiger Erhabenheiten. Deutliche Radiärkonvergenz der Schleimhautfalten. Ausdehnung etwa Größe eines Markstückes.

Operationsbericht (Prof. KONJETZNY): An der Magenhinterwand, zum Teil auf die kleine Kurvatur übergreifend, markstückgroße, pilzförmige Verdickung der Schleimhaut mit muldenförmiger Einsenkung. Serosaveränderungen sind nicht zu erkennen. Resektion nach Billroth II.

Präparat: Flache, unregelmäßige Ulceration, umgeben von warziger Höckerung. Wallbildung nur zur Magenvorderwand hin. Aus der Umgebung ziehen radiär zum Geschwür plumpe Schleimhautwülste. *Histologisch: Ca.*

In diesem Fall tritt das konstruktive Prinzip des Krebses stärker in den Vordergrund. Die Neubildung, die über das übrige Schleimhautniveau hinausragt, überwiegt den Defekt. Dabei kommt es jedoch nicht zu morphologisch klaren und gut begrenzten Bildungen. Hier liegt der Krater wahllos neben den regellosen Erhabenheiten, die als Schleimhautinseln, von Krebszellen durchwachsen, in dem zerfallenden Gewebe noch stehen geblieben sind und als warzige Gebilde einen mit kleinbogigen Konturen begrenzten Füllungsdefekt bilden. An diesem zerklüfteten Füllungsdefekt brechen die Schleimhautwülste, die von allen Seiten einstrahlen, scharf ab.

Mit dem nun folgenden Fall sind wir bei dem kleinen Magenkrebs angelangt. Wie in all den vorhergehenden Fällen ist auch hier die Angulusgegend betroffen.

Der 50jährige Patient B. leidet seit 2 Jahren an Magenbeschwerden. Anfangs verspürte der Patient ab und zu Druck in der Magengegend. Vor 1 Jahr wurde auswärts eine Röntgenuntersuchung des Magens durchgeführt, die aber keinen pathologischen Befund ergab. Im letzten Vierteljahr sind die Beschwerden stärker geworden, öfter Aufstoßen, Sodbrennen und Schmerzen, die in die Herzgegend ausstrahlen. Der Appetit ist schlecht, in den letzten Jahren hat der Patient 14 kg an Gewicht abgenommen. Die klinische Untersuchung des Abdomens ergibt eine leichte Druckschmerzhaftigkeit im Epigastrium, keine pathologischen Resistenzen. Hbg 93%. Anfangs war Sanguis im Stuhl negativ, dann wurde während des Klinikaufenthaltes ein Teerstuhl beobachtet, später war der Stuhl wieder frei von Sanguis.

Die Röntgenuntersuchung (Abb. 5) ergibt einen mittelgroßen Magen, dessen Schleimhautrelief im ganzen erheblich wulstig verschwollen ist. Auffallend sind Reliefveränderungen in der Angulusgegend. Ein ovaler, mandelgroßer Bezirk läßt jegliches Relief vermissen. Gegen die Konturlinie der Minorseite des Magens springt eine flache, gewinkelte Prominenz vor, die einem Krater, einem flachen Defekt der Magenwand, entspricht. Der Krater ist unscharf und unregelmäßig gezeichnet. Umgeben ist er von einem erhabenen, reliefosen Bezirk, der sich mit kleinbogiger Kontur in Richtung auf die große Kurvatur absetzt. Ein aus der Pylorusgegend einstrahlender Faltenzug bricht hier unvermittelt ab. Das Antrum zeigt eine ausgesprochen vermehrte Kontraktionsneigung, der Bulbus ist leicht deformiert mit Verkürzung der Minorseite und einem flachen Nischenfleck.

Operationsbericht (Dr. PRINZ): Oberbauchmedianschnitt. Etwas weiter Magen. Die kleine Kurvatur scheint deutlich geschrumpft, während die große Kurvatur beutel- oder sackartig erweitert ist. An der kleinen Kurvatur findet sich eine umschriebene Verdickung der Wandung, die sich derb anfühlt. Man glaubt im Bereich dieser Verdickung eine flache Geschwürsbildung in der Schleimhaut zu tasten, in die man die Kuppe des Zeigefingers hineinlegen kann. Da der Befund sehr verdächtig auf ein beginnendes Carcinom ist, Entschluß zur Resektion. Leber o. B. Kein Anhalt für Metastasen. Resektion nach Billroth II mit vorderer G.E. und E.A. in üblicher Weise.

Präparat an der großen Kurvatur aufgeschnitten. Im Bereich der kleinen Kurvatur sieht man etwa 4,5 cm vor dem Pylorus eine flache Geschwürsbildung von etwas unregelmäßiger Gestalt. Der zur kleinen Kurvatur quergestellte Durchmesser beträgt 2 cm, der darauf senkrecht stehende Durchmesser 1,5 cm. Die Ränder des Geschwürs sind höckerig, der funduswärts gerichtete Rand hängt ein wenig über. Der pyloruswärts gerichtete Rand ist flach. Die Schleimhaut in der Umgebung des Geschwürs zeigt eine unregelmäßige Oberfläche. Zu der Geschwürsbildung hin ziehen konvergierend grobe Längsfalten der Schleimhaut. *Histologisch: Ca.*

Eine Zusammenfassung der bisher vorgelegten Befunde läßt — abgesehen von der Größe und Ausdehnung — eine weitgehende Übereinstimmung erkennen, so daß wir schon von typischen Veränderungen sprechen können. Im Vordergrund steht dabei der flache Krater, der tangential eingestellt im Röntgenbild nur wenig die Kontur der Magenwand überragt. Der zerklüftete Kratergrund zeigt eine unregelmäßige gehöckerte, teilweise wie angenagt erscheinende Begrenzung. Das Reliefstudium weist dann in der Umgebung einen faltenlosen Wandbezirk auf, der flach erhaben einer Wandverdickung entsprechen kann. Auch hier wieder keine durch normales Relief oder glatte Oberfläche gezeichnete Wandung, sondern warzige, kolbige Höckerung oder Defektbildung ungeordnet nebeneinander liegend, als Ganzes gesehen als Wall imponierend mit bogig begrenzten Konturen. Bei weiterer

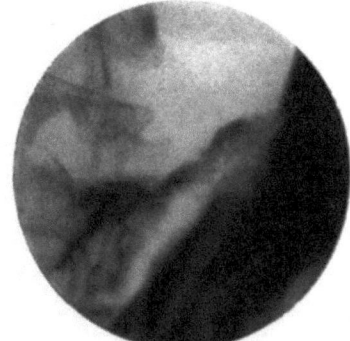

Abb. 5a. Flache Kraterbildung etwas winklig über die Minorkontur des Magens hervorragend. In der Umgebung rundliche relieflose Füllungsdefekte, mit kleinbogiger Kontur begrenzt.

Zunahme der Größe tritt der Randwall deutlicher in Erscheinung, an dem die noch erhaltenen Falten aus der Umgebung in kleinbogiger Kontur abbrechen. Die kleinbogige Kontur entsteht dadurch, daß der Kraterrand nicht ganzrandig ist. Das fortschreitende Krebswachstum, das eine Zerklüftung des Randes hervorruft, treibt mit buchtigen Einschnitten den Gewebszerfall vorwärts, wobei warzige Inseln am Rande entstehen. Zu diesem Reliefbefund kommt dann noch gelegentlich eine umschriebene Zunahme der Konsistenz zur Beobachtung, besonders wenn die Verhältnisse eine zarte Palpation mit dem Finger gestatten.

Als Abschluß dieser Serie sei noch ein Krebs angeführt, der geradezu als Schulbeispiel bezeichnet werden muß.

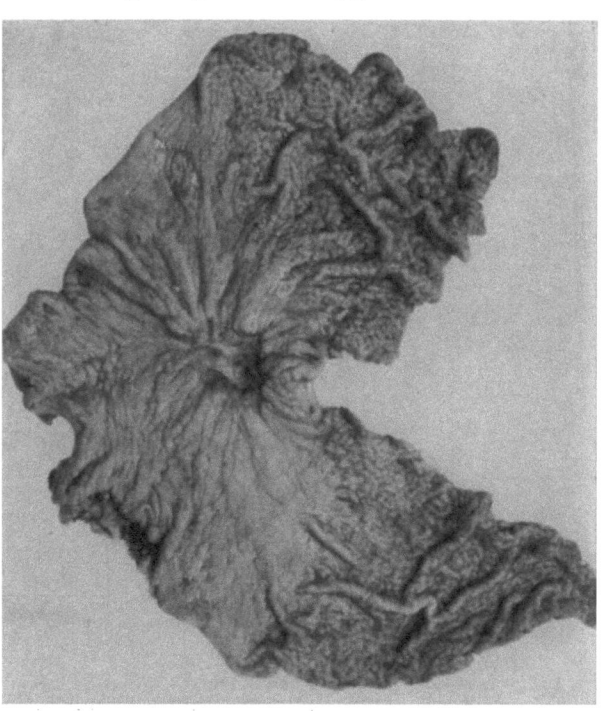

Abb. 5b. Präparat. Flache Geschwürsbildung. Durchmesser 2 : 1,5 cm. Rand teils aufgeworfen, teils höckerig.

Die 57jährige Pat. M. K. leidet seit 2 Jahren an Magenbeschwerden mit Schmerzen und Erbrechen nach den Mahlzeiten. Zu Beginn der Erkrankung wurde die Pat. in einem auswärtigen Krankenhaus geröntgt. Dabei wurde kein pathologischer Befund erhoben. Seit dieser Zeit ist die Pat. nicht mehr schmerzfrei, Beschwerden treten meistens 2 Stunden nach dem Essen auf und sind oft von Erbrechen begleitet. 25 kg Gewichtsverlust (?). Okkultes

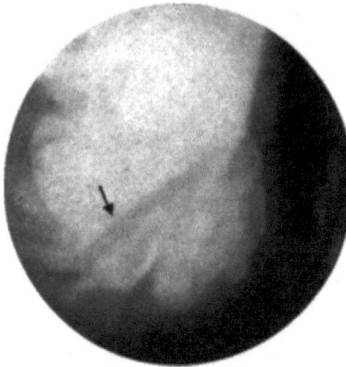

Blut ø, Magensaft: HCL 25/30, Senkung 25/35, Hb. 74%. Röntgenologisch fand sich eine Schleimhautveränderung in der Angulusgegend. Neben einer flachen Kraterbildung (auf dieser Aufnahme nicht dargestellt) fand sich ein etwa markstückgroßer Bezirk, der kein Schleimhautrelief aufwies und der sich auffallend scharflinig mit kleinbogigen Konturen absetzte. Angedeutete Höckerbildung in der Nähe der kleinen Kurvatur. Verdacht auf Magen-Ca. (Abb. 6).

Operation (Dozent Dr. PRINZ): In der Angulusgegend fühlt man einen etwa walnußgroßen Tumor, in dessen Umgebung die Wandung etwas starr ist. Eine sichere Entscheidung, ob ein Carcinom oder ein Ulcus vorliegt, ist nicht möglich. Resektion nach Billroth II.

Abb. 6a. Oberflächliche Schleimhautveränderung in der Angulusgegend mit scharfer kleinbogiger Begrenzung (↓ Beckenkamm).

Präparat: An der Hinterfläche ist die Serosa weißlich-schwielig verdickt. 7 cm vor dem Pylorus an der kleinen Kurvatur findet sich eine scharflinig abgesetzte Erosion mit zackigen Rändern. Inmitten dieser serpiginös umrandeten Erosion fällt eine zehnpfennigstückgroße wallartig erhabene Schleimhautwucherung auf, die eine flache Kraterbildung umschließt.

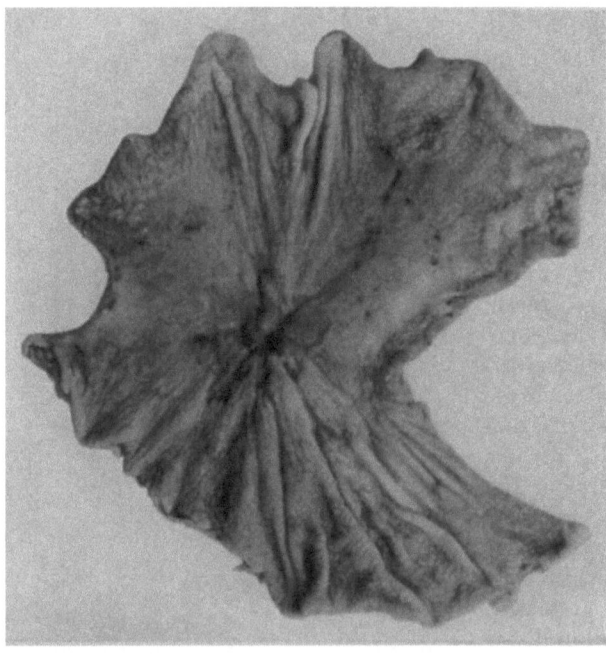

Abb. 6 b. Präparat. Flacher Krater mit Höckerung des Kraterrandes. In der Umgebung des Kraters serpiginöse Erosion, scharflinig, etwas erhaben gegen die gesunde Schleimhaut abgesetzt.

Die histologische Untersuchung ergibt einen oberflächlichen Schleimhautkrebs mit Durchbruch durch die Muscularis muc. an einzelnen Stellen (Abb. 6a).

Es ist hier wieder das Kombinationsbild, das den oberflächlichen Gewebszerfall mit warzigen halbkugeligen Höckerbildungen vereinigt. Aber noch ein neues Moment tritt hier in Erscheinung und das ist der Befund in der näheren Umgebung, die oberflächliche Veränderungen zeigt, auf die wir später bei kleinen und kleinsten Krebsen besonders auch beim entarteten Geschwür immer wieder treffen werden. In der Umgebung des Kraters zeigt das Präparat einen ganz flachen Substanzverlust nach Art einer Erosion, der sich mit ganz scharfen kleinbogigen Konturen gegen die normale Schleimhaut der Umgebung absetzt. Es gelang, im Röntgenbild u. a. auch diesen kleinbogig begrenzten, erosiven Bezirk nachzuweisen und aus den drei Symptomen, flache Kraterbildung, stellenweise umgeben von warzigen Höckerbildungen, inmitten einer serpiginösen oberflächlichen Reliefveränderung die Diagnose zu stellen.

Es sei hier betont, daß wir nicht geneigt sind, in der serpiginösen Erosion oder in einer warzigen Höckerbildung das Carcinom als solches zu sehen. Das Kombinationsbild der drei genannten Symptome sagt uns nur, daß hier der Schleimhautaufbau in Unordnung geraten ist, daß hier Gewebszerstörung und Regeneration in Widerstreit liegen, daß die Regeneration als pathologisch angesehen werden muß, die über die Wiederherstellung des Gleichgewichtes durch Bildung warziger Sprossen hinausschießt. Bezüglich der Krebsgenese ist dieses Auf und Ab einer pathologischen Regeneration schon bemerkenswert. Für uns ergab die eingehende histologische Untersuchung (KONJETZNY, PRINZ), daß bei solchen Befunden allzu oft der Krebs „im Beginn" gefunden wurde, so daß wir diese Symptomentrias als pathognomonisch für die Frühdiagnose des Magenkrebses in Anspruch nehmen können.

Gehen wir noch einen Schritt in der zeitlichen Entwicklung rückwärts, so tritt der Krater, der Zerfall des Gewebes, als diagnostisches Leitmittel zurück, was nach dem anatomischen Geschehen verständlich ist, denn dem Gewebszerfall geht die Infiltration des Gewebes mit Krebszellen voraus. Es spricht nicht dagegen, daß schon sehr frühzeitige Ulcerationen bei kleinen Krebsen beobachtet und beschrieben wurden (BERTRAND). Wir werden uns im folgenden mit umschriebenen, kleinen, polypen*ähnlichen* Neubildungen zu befassen haben, die als flache Erhabenheiten mit verändertem Relief aus dem normalen Schleimhautrelief des Magens hervorstechen. Auch diese Befunde, die teilweise nur eine umschriebene Unordnung des Reliefs oder eine plateauartige, faltenlose Erhabenheit darstellten, erreichten so gut wie immer Zehnpfennigstückgröße. Wie weit wir im einzelnen überhaupt noch in der Lage sind, bei solch kleinen Befunden, hinter denen sich noch vielerlei verbergen kann, den Verdacht auf malignen Prozeß auszusprechen, soll noch später erörtert werden. Die Feststellung, daß all diese „*Primitivstadien*" der kleinen Krebse immerhin schon eine gewisse Flächenausdehnung haben, die man etwa mit der Größe eines Pfennigstückes bis Markstückes angeben kann, erscheint auch nach neueren Untersuchungen von KONJETZNY, PRINZ und BERTRAND verständlich. Ersterer, der über größte Erfahrungen auf dem Gebiet verfügt, betont unter anderem: „Die Tatsache, daß der Magenkrebs in der Regel in breiter Fläche und an mehreren Stellen der Schleimhaut beginnt, kann als feststehend betrachtet werden." Dieser Auffassung schließen sich EWING, MOUTIER und besonders auch BERTRAND an. Letzterer weist auch besonders beim beginnenden Krebs auf die beträchtliche Ausdehnung in der Schleimhaut hin. In diesem Zusammenhang sei auch noch einmal auf die 6 Frühfälle hingewiesen, die BERTRAND veröffentlicht hat. Es handelt sich um ganz oberflächliche Geschwürsbildungen, die zum Teil die Größe eines Fünfmarkstückes erreichen. Nach diesen Befunden dürfen wir erwarten, daß im allgemeinen die angedeuteten Größenverhältnisse von Pfennigstückgröße an bei der röntgenologischen Diagnostik kaum zu unterschreiten sind. Im übrigen hat auch die Röntgenologie wie jede andere Methode ihre Grenzen.

Primitivstadien.

Die Frage, wieweit man über den Charakter einer umschriebenen Wandverdickung, die eine glatte Oberfläche und keine Defektbildungen zeigt, etwas aussagen kann, ist weder in der einen noch in der anderen Richtung zu beantworten. Es braucht kaum betont zu werden, daß wir mit der Röntgenuntersuchung keine Histologie betreiben können und wollen. Hinter solchen kleinen Veränderungen können sich gut- oder bösartige Prozesse verbergen. Wenn wir — abgesehen von einzelnen Fällen — eine sichere Entscheidung zwischen gut- und bösartigen Polypen auf Grund des Röntgenbildes nur mit Zurückhaltung treffen können, werden wir mit größter Vorsicht diese kleinen umschriebenen Wandveränderungen beurteilen. Maßgeblich erscheint uns jedoch, daß hier ein nicht unbegründeter Krebsverdacht besteht, solange nicht durch laufende Kontrolluntersuchungen der gutartige Charakter eindeutig geklärt ist. Die fortlaufende Beobachtung dürfte sich hier immer als notwendig erweisen, da ja die benignen Magentumoren gegenüber den malignen relativ selten sind.

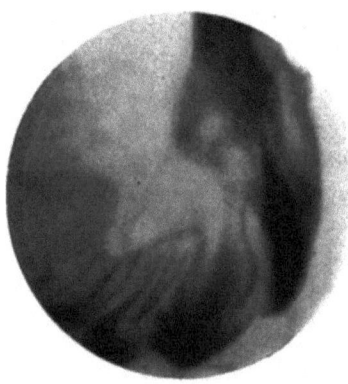

Abb. 7. Reliefveränderung in der Angulusgegend. Dreieckig begrenzter, über das übrige Schleimhautrelief erhabener, pyloruswärts scharf begrenzter Bezirk. Kardiawärts ohne scharfe Grenze Übergang zu höckerigen Reliefformationen. Untersucher: Dr. PRÉVÔT.

Nach RENANDER fand GUTIERREZ unter 2168 Magentumoren aus der Mayoklinik nur 27 benigne, was 1,3% ausmacht. HUENERMANN zählte unter 242 Magentumoren 231 Carcinome, 7 Sarkome und nur 4 gutartige Tumoren.

Der Verdacht auf einen beginnenden malignen Prozeß gewinnt bei diesen kleinen Befunden an Sicherheit, *sobald inmitten oder am Rande der Wanderhabenheit der Gewebszerfall einsetzt oder sonstige pathologische Reliefveränderungen auftreten.*

Die jetzt 60jährige Patientin L. H. (Abb. 7) ist seit 1908 magenkrank und oft deswegen in klinischer Behandlung gewesen. 1932 wurde röntgenologisch ein Ulcus ventriculi nachgewiesen. Zur Zeit der Klinikaufnahme (September 1938) klagt die Patientin über Magenbeschwerden, die 1 Stunde nach dem Essen auftreten. Der Appetit ist schlecht, gelegentlich tritt nach dem Essen Erbrechen auf.

Kleine, magere, blasse Patientin in schlechtem Allgemeinzustand. Druckschmerz im Oberbauch an umschriebener Stelle. Magensaft: freie HCl: 10. Gesamtacidität: 35, Sanguis ø. Hbg.: 80%. Ery.: 4,9 Mill. Stuhl: Sanguis ø.

Die Röntgenuntersuchung ergibt einen mittelgroßen Magen, der Nüchternsekret und Schleim vermehrt enthält. Die Schleimhautfalten sind in der Pars descendens deutlich verschwollen. In der Angulusgegend, der Hinterwand angehörend, fällt ein umschriebener, etwa dreieckig begrenzter Bezirk auf, der kein normales Relief mehr erkennen läßt. Zum Pylorus hin scharfe Absetzung der einstrahlenden Falten. Der untere Teil dieser Wandveränderung ist völlig glatt, relieflos. Kardiawärts schließt sich ein gehöckerter, warziger Bezirk an, der sich kranialwärts ohne scharfe Grenze in normale Schleimhautzeichnung verliert. Bei geeigneter Kompression und Palpation lassen sich die Schleimhautfalten der Vorderwand zur Darstellung bringen, sie ziehen etwas steif und kantig in normaler Richtung über die Schleimhautveränderungen der Hinterwand hinweg. Die Patientin lehnte die vorgeschlagene Behandlung ab und verließ gegen ärztlichen Rat das Krankenhaus. 1 Jahr später waren die Beschwerden so heftig, daß sich die Patientin jetzt einer Magenoperation unterzog. Der auswärtige Kollege, der die Patientin operierte, hatte die Liebenswürdigkeit, uns den Befundbericht zu übermitteln. Er fand einen Tumor in der Angulusgegend der kleinen Kurvatur. Das Präparat wies an umschriebener Stelle ein Carcinom von Kleinpfirsichgröße auf. Wir sind wohl berechtigt, die 1 Jahr vor der Operation festgestellte umschriebene

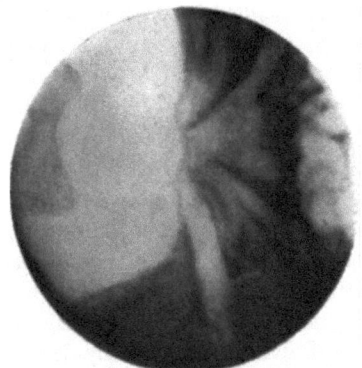

Abb. 8a. Plateauartiger, faltenloser Füllungsdefekt, zur großen Kurvatur kleinbogig scharf begrenzt. In der Angulusgegend an der kleinen Kurvatur flache kraterförmige Prominenz. Konvergierende Schleimhautfalten der intakten Magenwand überqueren diesen Bezirk.

Wandveränderung, die teils eine höckerige, teils eine glatte Oberfläche aufwies und völlig aus dem Rahmen der normalen Schleimhaut fiel, als ein frühes Stadium des jetzt operierten Krebses anzusprechen.

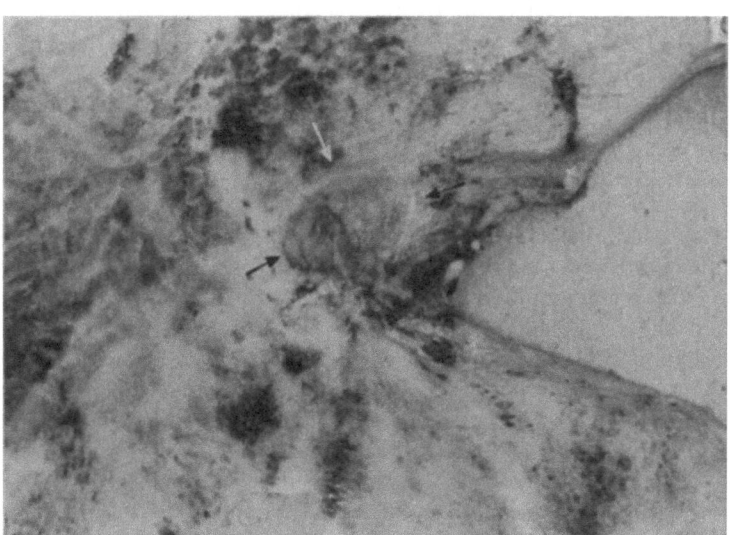

Abb. 8b. Präparat. Zehnpfennigstückgroßer, erhabener, scharf begrenzter Bezirk an der kleinen Kurvatur. Am Rande des kleinen Tumors oberflächlicher Defekt.

Ein weiterer Frühfall eines Magenkrebses, der makroskopisch etwa die Größe eines Zehnpfennigstückes hatte, konnte auf Grund solcher umschriebenen Wandveränderungen diagnostiziert werden.

Die 66jährige Patientin H. K. (Abb. 8) litt seit Jahren an Magenbeschwerden. Mehrfach war klinische Behandlung notwendig. Wegen stärker zunehmender Beschwerden erfolgte jetzt die Einweisung in die Klinik unter dem Verdacht eines Magengeschwürs.

Hier wies die Magenwand etwas oberhalb des Angulus eine umschriebene Wandveränderung auf. Auf der gezielten Aufnahme wird die Wandveränderung durch Schleimhautfalten der Vorderwand, die konvergierend zur kleinen Kurvatur, zum Rande dieses Wandprozesses ziehen, überdeckt. Die Schleimhautfalten überschneiden dabei eine faltenlose, plateauartige Erhabenheit von etwa 10-Pfennigstückgröße. Dieser Bezirk setzt sich zur großen Kurvatur hin mit einer kleinbogigen, scharfen Begrenzung ab. Die kleine Kurvatur weist am unteren Rande des Plateaus eine flache Prominenz auf, die einem kleinen Krater entspricht. Die genannten Zeichen, nämlich die umschriebene Wanderhabenheit mit scharfer, kleinbogiger Begrenzung, der Abbruch der einstrahlenden Schleimhautfalten und die flache Ulceration am Rande der Wandverdickung gaben uns den Hinweis, daß es sich mit größter Wahrscheinlichkeit um ein kleines Carcinom handeln mußte. Die Bestätigung brachte das bei der Operation nach Billroth II (Prof. ROEDELIUS) gewonnene Präparat.

Das Präparat zeigt an der Vorderwand dicke Schleimhautfalten, die zur kleinen Kurvatur auf eine zehnpfennigstückgroße Wanderhabenheit konvergieren. Dieser Bezirk setzt sich scharf gegen die Umgebung ab. Die Oberfäche ist relieflos, etwas höckerig. Am Rande dieser Wanderhabenheit findet sich ein flacher, unregelmäßiger Defekt. Histologisch handelt es sich um ein in soliden Zellzügen wachsendes Carcinom.

Die differentialdiagnostischen Schwierigkeiten nehmen weiter zu und sind praktisch durch die Röntgenologie kaum zu lösen, wenn wir den letzten Schritt rückwärts tun zu umschriebenen flachen Wanderhabenheiten, deren Oberfläche glatt, ohne Defekte und deren Umgebung normal gezeichnet ist. Daß wir auch hier bereits an den Krebs „im Beginn" denken müssen, soll der folgende Fall unterstreichen.

Der 43jährige Patient A. Sch. (Abb. 9) leidet seit dem Jahre 1926 mit großen Intervallen an Magenbeschwerden. 1931 war er längere Zeit wegen Verdacht auf ein Zwölffingerdarmgeschwür in klinischer Behandlung. Zur Zeit der jetzigen Klinikaufnahme (1940) bestanden seit etwa 8 Wochen stärkere Beschwerden, die eine Stunde p. c. auftraten. Der Patient klagte über Druck in der Magengegend, Sodbrennen und über gelegentliches Erbrechen. Geringe Gewichtsabnahme bei gutem Allgemeinzustand. Sanguis im Stuhl: +.

Die Röntgenuntersuchung ergab einen mittelgroßen, hoch- und quergelegenen Magen. Kleine Kurvatur etwas verkürzt, große leicht gebeutelt. Schleimhautrelief im ganzen Magen mäßig stark verschwollen. In der Angulusgegend findet sich eine flache Prominenz innerhalb einer etwas steifen Wandung. Pyloruswärts in Richtung auf die große Kurvatur zu stellt sich auf gezielten Aufnahmen eine markstückgroße, relieflose Aufhellung dar, die einer flachen Erhabenheit der Magenhinterwand entspricht. Über den relieflosen Bezirk ziehen die Schleimhautfalten der Vorderwand zum Pylorus. Das Antrum ist etwas röhrenförmig eng gestellt, zeigt aber überall einwandfreies Schleimhautrelief. Da eine Kontrolluntersuchung keine Änderung des Befundes brachte, wurde der Patient unter dem Verdacht eines kleinen Magenkrebses zwecks Operation auf die chirurgische Klinik verlegt.

Gekürzter Operationsbericht (Prof. KONJETZNY): Der Magen zeigt ausgedehnte Verwachsungen besonders an der Hinterwand. An der kleinen Kurvatur findet sich eine eigentümlich starre Wandverdickung in einer Fläche von etwa 6 cm Durchmesser. Inmitten der Verdickung fühlt man eine flache Delle. An der Hinterwand des Magens ist pyloruswärts innerhalb der verdickten Magenwand eine flache, markstückgroße Schleimhautverdickung zu tasten. Serosa in dieser Gegend verdickt, von weißlichem Farbton. Erbsgroße Lymphknoten an der kleinen und großen Kurvatur. Magenresektion nach Billroth II mit antecolischer G.E. und BRAUNscher E.A.

Präparat: 6 cm vor dem Pylorus am Rande der verdickten Fläche finden sich 2 flache Geschwüre, deren Grund mit gelblichen Membranen belegt ist. Pyloruswärts schließt sich an die Ulceration in Richtung zur großen Kurvatur eine beetartig erhabene, etwa markstückgroße Schleimhautverdickung an ohne regelrechtes Relief. Die histologische Untersuchung ergab 2 flache subakute Geschwüre an der kleinen Kurvatur. Pyloruswärts innerhalb der verdickten Hinterwand fand sich eine völlige Umwandlung der Schleimhautstruktur. Die Leisten waren geschwunden, die Grübchen gewuchert mit einem polymorphen, mehrschichtigen Epithel, das unregelmäßige Aussprossungen tubulärer Art vom Bild eines Adenocarcinoms, daneben unregelmäßige Nester und Reihen polymorpher Epithelien zeigte. Am Rande der beetartigen Schleimhautverdickung war an einer Stelle ein oberflächlicher Einbruch von tubulären und soliden Epithelzügen in die Submucosa festzustellen.

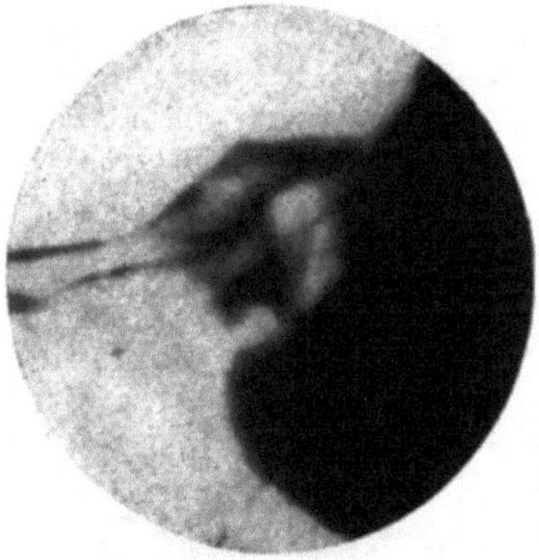

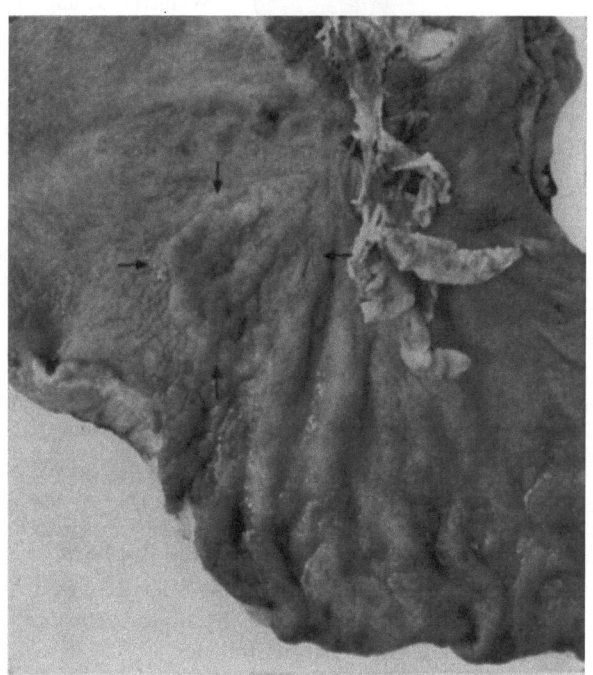

Abb. 9a. Flaches Ulcus an der kleinen Kurvatur (auf dieser Aufnahme nur andeutungsweise zu sehen). Ausgesprochene Einengung des Antrum mit erhaltenem Relief. Etwa in der Mitte zwischen der kleinen und der großen Kurvatur findet sich ein relativ scharf begrenzter reliefloser Füllungsdefekt.

Nach KONJETZNY, der diesen Fall ausführlich veröffentlicht hat, sind diese Epithelveränderungen als eine Magenkrebsbildung „im Beginn" aufzufassen. Die Untersuchung eines Lymphknotens ergab bereits in diesem frühen Stadium eine regionäre Metastase.

Wie schon betont, ist aus diesen noch wenig charakteristischen Veränderungen des Schleimhautreliefs eine Diagnose nur mit größter Zurückhaltung zu stellen. Daß die Darstellung dieser initialen Veränderungen möglich ist, beweisen neben unseren Befunden u. a. auch Einzeldarstellungen der Literatur. DAHM und MAYER berichten über eine daumenkuppengroße, flach erhabene Schleimhautveränderung, die sich bei der Autopsie als Carcinom erwies. Von außen war bei der Betastung des Magens die Wandveränderung nicht zu fühlen. Die genannten Autoren befürworten auch bei solch kleinen Veränderungen mit Eindringlichkeit die Probelaparotomie. Auch wir haben erlebt, daß bei so kleinen umschriebenen Wandveränderungen das

Abb. 9b. Präparat. Flaches Geschwür mit Fibrinfetzen bedeckt. Pyloruswärts bzw. in Richtung zur großen Kurvatur markstückgroße, beetartige Schleimhautverdickung.

Röntgenbild unter Umständen mehr sagen kann, als die Hand des Chirurgen zu tasten vermag. ALBRECHT weist darauf hin, daß in zweifelhaften Fällen erst die Eröffnung des Magens Klarheit bringen kann, da ein Abtasten der Magenwand bei der Operation nicht genügt. Wenn auch im Schrifttum immer wieder auf die kleinen gutartigen Neubildungen wie Fibrome, Myome, Neurinome, verlagerte Pankreaskeime usw. hingewiesen wurde, so wissen wir doch, daß diese Neubildungen im Vergleich mit den Carcinomen ungleich selten sind. Schon aus diesem Grunde erscheint weitere Beachtung und auch eventuell die Probelaparotomie bei kleinsten nachweisbaren Neubildungen der Magenwand indiziert.

Der 51jährige Patient B. (Abb. 10), der seit etwa 1½ Jahren über unbestimmte Magenbeschwerden klagte, bot bei der Röntgenuntersuchung des Magens eine umschriebene Wandveränderung von etwa Markstückgröße an der Hinterwand der kleinen Kurvatur. Ein flacher Füllungsdefekt, der kein Schleimhautrelief erkennen läßt, setzt sich relativ scharf gegen die Umgebung ab. Sonst zeigt der Magen keine Besonderheiten. 14 Tage später wird bei einer Kontrolluntersuchung der gleiche Befund erhoben. Da eine weitere Klärung des Befundes bei dieser Untersuchung nicht möglich ist, wird eine Laparotomie vorgenommen. Beim Abtasten der Magenwand fühlt der Operateur von außen an bezeichneter Stelle eine umschriebene Wandverdickung, die sich weich und elastisch anfühlt. Zeichen eines Krebses kann der Operateur nicht erkennen, so daß, zumal eine beginnende Lebercirrhose erkennbar ist, von einem weiteren Eingriff Abstand genommen wird. 2½ Jahre später kommt der Pat. erneut zur Klinikaufnahme. Er ist in einem äußerst elenden, geradezu kachektischen Zustand. Im Vordergrund stehen Schluck- und Magenbeschwerden. Außerdem besteht eine starke Kurzluftigkeit.

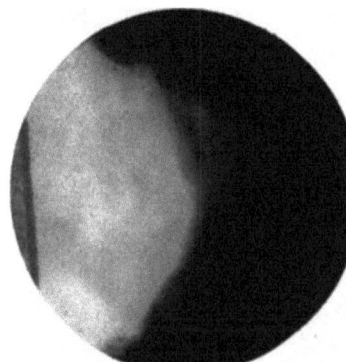

Abb. 10. Flacher reliefloser Füllungsdefekt an der kleinen Kurvatur.

Die Röntgenuntersuchung zeigt jetzt eine große flächenhafte Reliefveränderung im oberen Drittel der Pars descendens des Magens. Regelrechte Schleimhautfalten sind hier überhaupt nicht darzustellen. Stellenweise angedeutete oberflächliche Ulcerationen und Wulstbildungen. Die Magenwand ist in diesem Bereich relativ starr. An der Diagnose eines größeren Carcinoms der Pars descendens war kein Zweifel. Aus dem vor 2½ Jahren röntgenologisch festgestellten flachen Füllungsdefekt, der einem Primitivstadium des kleinen Krebses entsprach, hatte sich inzwischen ein über handtellergroßes, fibrös wachsendes Carcinom entwickelt. Es bestand außerdem eine Lymphangitis carcinomatosa der Lungen. Die kurze Zeit später stattfindende Sektion bestätigte das Magencarcinom, das noch zu ausgedehnten Fernmetastasen geführt hatte.

Der Fall ist deshalb so bemerkenswert, weil hier die Diagnose eines noch außerordentlich kleinen Magencarcinoms röntgenologisch gestellt werden konnte, zu einer Zeit, da der Chirurg nach Abtasten des Magens sich von einer bösartigen Veränderung noch nicht überzeugen konnte und infolgedessen auch die Resektion leider unterblieb.

Der nun folgende Fall St., der einer gewissen Tragik nicht entbehrt, soll noch einmal an Hand der zahlreich unterlaufenen Irrungen die Dringlichkeit der Schleimhautdiagnostik herausstellen.

Die jetzt 53jährige Patientin (Abb. 11) erkrankte erstmalig mit Magenbeschwerden vor 6 Jahren. Unabhängig von den Mahlzeiten traten Schmerzen auf, die in den Rücken zogen. B.S.G.: 12 mm. Körpergewicht: 50 kg. Säurewerte nach Probefrühstück: 12/32. Sanguis im Stuhl ø. Die Röntgenuntersuchung des Magens in einem Kreiskrankenhaus ergab damals keinen krankhaften Befund. 2 Jahre später (1937) wieder Krankenhausbehandlung wegen Magenbeschwerden. Klinisch bestand Verdacht auf malignen Magen-Darmprozeß.

Magensaft: fast anacid, kein Pepsin, keine Milchsäure. Körpergewicht 59 kg. Die Röntgenuntersuchung ergab keinen krankhaften Befund. Nach Besserung der Beschwerden mit einer Gewichtszunahme von 3,2 kg entlassen. 2 Jahre später (1939) wieder wegen Magenbeschwerden geröntgt. Befund: Gastritis. Körpergewicht 52,7 kg.

Einige Wochen später wurde die Patientin erstmalig in unsere Klinik aufgenommen. Die Röntgenuntersuchung des Magens ergab neben einer Schwellung der Schleimhautfalten im ganzen Magen eine umschriebene Wandveränderung in der Angulusgegend in der Nähe der großen Kurvatur. Auf den gezielten Aufnahmen stellt sich ein faltenloser, herzförmig gestalteter Bezirk dar, der teilweise recht scharfe Grenzen hat, teilweise im Bereich der Spitze ohne scharfe Grenze in normales Schleimhautrelief übergeht. Es handelt sich um eine umschriebene Wanderhabenheit mit glatter Oberfläche von polypenähnlichem Aussehen. Da dieser Befund ein kleines Neoplasma nicht ausschloß, empfahlen wir mit dieser Bemerkung eine Kontrolluntersuchung nach Behandlung. Aus nicht mehr zu klärenden Gründen verloren wir jedoch die Patientin aus der geplanten Beobachtung, sie hatte das Krankenhaus ohne Kontrolluntersuchung verlassen.

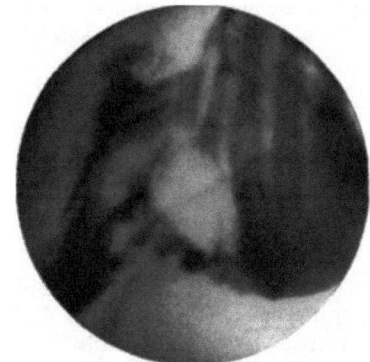

Abb. 11. Umgekehrt herzförmig gestalteter flachpolypöser Füllungsdefekt. Scharfer Abbruch der von der kleinen Kurvatur einstrahlenden Falten. Verdacht auf Neoplasma.

10 Monate später erfolgte dann auswärts eine erneute Magenuntersuchung. Das Urteil lautete: uncharakteristischer Befund, kein Ulcus, möglicherweise Narbe. Ein Füllungsdefekt an gleicher Stelle wie auf unseren Aufnahmen wurde dabei nicht beschrieben.

1 Jahr später (September 1941) erfolgt wegen Verschlimmerung der Beschwerden eine Magenaushebung und eine Röntgenuntersuchung auf einer Dienststelle des Vertrauensärztlichen Dienstes. Der Untersucher (Dr. STEINKE) stellte die Diagnose: Magencarcinom. Durch seine mir freundlicherweise gemachte Mitteilung wurde ich wieder auf die Patientin aufmerksam. Es wurde verabredet, die Patientin in unserer Klinik operieren zu lassen. Durch zeitbedingte Umstände kam die Patientin nicht zu uns, sondern fand in einer anderen Klinik Aufnahme. Der Magen wurde wieder geröntgt, wobei das Reliefstudium nicht berücksichtigt wurde. Die Diagnose lautete: Im Antrum unregelmäßige Konturen. Kein echter Füllungsdefekt, ein Magencarcinom kann nicht mit Sicherheit angenommen werden. Auch sonstige Veränderungen sind nicht festzustellen.

Trotz dieses negativen Röntgenbefundes wurde eine Probelaparotomie vorgenommen. Beim Abtasten der Magenwand fand der Operateur in der Angulusgegend einen faustgroßen Tumor. Der Magen wird reseziert. Das Präparat zeigte ein 9:10 cm großes Carcinom.

Es besteht nun kein Zweifel, daß die von uns vor 2 Jahren festgestellte Schleimhautveränderung, die wir damals bereits als carcinomverdächtig ansahen, einen kleinen Krebs darstellte, der in den 2 Jahren, bis er zur Resektion kam, zu einem das ganze Antrum einnehmenden Tumor auswuchs. Der Fall zeigt geradezu als Schulbeispiel, welche Bedeutung dem Schleimhautstudium für die Diagnose des Magenkrebses zukommt. Auch über das Wachstumstempo des Magenkrebses, über das noch eingehende Kenntnisse ausstehen, liefert der Fall einen interessanten

Beitrag. Sicherlich läßt sich das hier beobachtete Wachstumstempo nicht verallgemeinern. Wir wissen, daß abgesehen von der histologischen Struktur noch viele andere Faktoren den zeitlichen Ablauf auf das stärkste variieren können. Immerhin ließ sich in diesem Fall 2 Jahre vor der Operation die Diagnose, wenn auch noch mit einem Fragezeichen behaftet, stellen, während der Fall L. H. (Abb. 6) von der Frühdiagnose bis zur Operation eines kleinpfirsichgroßen Tumors 1 Jahr benötigte. Das Wachstum eines Magenkrebses braucht also auch seine Zeit. Eine Hoffnung mehr, der Frühdiagnose näher zu kommen.

Das Ulcuscarcinom.

Mit einem Wort muß noch auf das Ulcuscarcinom eingegangen werden, das bei der Frühdiagnose des Krebses eine Rolle spielt. GUTMANN, der für diese Form den Begriff „entartetes Geschwür" (ulcère transformé) gebrauct, hält die maligne Umwandlung des chronischen Geschwürs für häufig. Nach ihm heilt einmal bei 5 Fällen ein Magengeschwür nicht aus, weil es sich auf dem Wege zur Entartung befindet. Im Gegensatz zum entarteten Geschwür bezeichnet GUTMANN den primären Krebs, der klinisch, makroskopisch und röntgenologisch ein Ulcus vortäuschen kann, als ulcusförmigen Krebs (Cancer ulcériforme). Er unterscheidet hier mehrere Typen so z. B. die plateauförmige Nische, die Nische in einem Füllungsdefekt, die eingestülpte Nische, die große dreieckige Nische usw. In dieses Schema ordnet er seine Krebsfrühdiagnose ein. Als dritte Form unterscheidet GUTMANN dann noch den ulcerierten Krebs (Cancer ulcéré), das Resultat des zerfallenden uncharakteristischen Krebses. Wir haben schon betont, daß bei kleinsten Formen eine strenge Schematisierung der beiden letzten Gruppen kaum zu vertreten ist. Die Übergänge sind fließend. Charakteristisch bleiben immer nur Wucherungen, die sich mit Zerfallserscheinungen kombinieren. Die Unterscheidung dürfte auch keine innere Berechtigung haben, es liegen doch nur graduelle Unterschiede vor. Erstere Bezeichnung könnte für relativ kleine Krebse, letztere für ausgedehntere Veränderungen angewendet werden. Abgesehen von den vorwiegend submucös wachsenden, infiltrierenden Carcinomen neigen die meisten Krebse zum Zerfall. Dieser Zerfall kann relativ früh aber auch später eintreten. Sowohl von chirurgischer wie auch von gastroskopischer Seite wird betont, daß in den meisten Fällen der Zerfall der Wucherung sekundärer Art ist. Auch wir glauben, an Hand der dargestellten Reihe gezeigt zu haben, daß die einfachste noch zu diagnostizierende Form die umschriebene Wandverdickung ist, später treten dann fortschreitende Zerfallserscheinungen auf. Erst wenn der Krebs weiter fortgeschritten ist, lassen sich auch gewisse makroskopische Formengruppen erkennen.

Das Ulcuscarcinom (entartetes Geschwür) imponiert den Röntgenologen in den meisten Fällen als gewöhnliches chronisches Geschwür. MCCARTY und ALVAREZ haben mitgeteilt, daß ein großer Teil der Magengeschwüre mit einem größeren Durchmesser als 2,5 cm krebsig ist. COMFORT und BUTCH stellen fest, daß Geschwüre von mehr als 4,5 cm Durchmesser mit an Sicherheit grenzender Wahrscheinlichkeit krebsiger Art sind. Vielfache Erfahrungen haben jedoch gezeigt, daß diese Beziehungen zwischen Größe des Geschwürs und Umwandlung desselben in Krebs nicht bestehen. Wichtiger für die Diagnose sind wohl die Erfahrungen einer fortlaufenden klinischen und vor allem auch röntgenologischen Untersuchung. Dabei genügt zum Ausschluß von bösartigen Veränderungen nicht das Kleinerwerden des Kraters allein, das kann auch durch Rückgang des gastritischen Begleitprozesses erfolgen. Ebenso können veränderte äußere Untersuchungsbedingungen (Abstand, Kompression, Stellung) eine Verkleinerung des Kraters vortäuschen. Nur das völlige Abheilen des Kraters macht einen malignen Prozeß in höchstem Grade unwahrscheinlich.

Eine einmalige röntgenologische Untersuchung kann kaum über den Charakter des Kraters eine definitive Aussage zulassen. Gelegentlich gelingt es aber doch, in der Umgebung des Kraters Reliefveränderungen festzustellen, die zusammen mit der mangelnden Heilungstendenz die richtige Diagnose einer bösartigen Veränderung zu stellen erlauben. Unregelmäßige Höckerung und Starre des Reliefs in der Nischenumgebung sichern in diesen Fällen den neoplastischen Charakter. Nach BERG spricht in einer großen Anzahl von Fällen für die Frage, ob eine bösartige Veränderung vorliegt, das Verhalten des umgebenden Reliefs das letzte Wort. WALDER hat die nähere Umgebung ulcerierter kleiner Krebse und entarteter Geschwüre untersucht und in schönen instruktiven Darstellungen beulenartige und keulenförmige Erhabenheiten, die den Krater perlschnurartig umsäumen, nachgewiesen. Diese Reliefveränderungen hält er für einen Hinweis auf die bösartige Natur des Prozesses. Wir können mit früheren und den jetzigen Fällen diese Befunde unterstützen (Abb. 12—13). Die Schwierigkeiten in der Diagnose sind nicht zu unterschätzen. KONJETZNY betont, daß es bei der Operation unmöglich sein kann zu unterscheiden, ob ein einfaches chronisches Ulcus oder ein Carcinom vorliegt; ein sicherer Beweis dafür, daß die krebsige Entartung eines chronischen Geschwürs vorliegt, kann nur durch die histologische Untersuchung erbracht werden.

Die Erfahrung hat uns gezeigt, daß ein Ulcus, das trotz intensiver, sich über mehrere Kuren erstreckender Behandlung nicht abheilt, unabhängig von der Größe seines Durchmessers als carcinomverdächtig anzusehen ist. Der Verdacht verdichtet sich weiterhin, wenn in der Umgebung des Kraters die genannten Schleimhautveränderungen auftreten.

Der 56jährige G. Sch. (Abb. 12) war, abgesehen von Kinderkrankheiten, immer gesund. Im April 1939 erlitt er finanzielle Verluste, die ihm seelische Konflikte bereiteten. Ende November verspürte der Patient ein ringförmiges Druckgefühl an den unteren Rippen, das meist gegen 17 Uhr einsetzte. Bullrichsalz half gut. Im Februar 1940 suchte der Patient wegen vermehrter Beschwerden einen Arzt auf. Jetzt hatte er morgens für kurze Zeit ein belastendes Gefühl im Magen. Er vermied Alkohol und Tabak, bevorzugte zu den Mahlzeiten Haferschleim, Eier und Brot. Seit Beginn der Beschwerden 5 kg Gewichtsabnahme.

Mittelgroßer Mann in gutem A.Z., Abdomen weich, Magengegend nicht druckschmerzhaft. Magensaft: Gesamtacidität 55, freie HCl 24. Sanguis im Stuhl: ø.

Die Röntgenuntersuchung des Magens zeigte ein kraterförmiges Ulcus an der kleinen Kurvatur. Es werden nun mehrere Ulcuskuren angeschlossen. Nach 4monatiger Behandlung ist der Krater vielleicht etwas kleiner geworden. Ein völliger Rückgang ist jedoch nicht zu erreichen. Das Studium des Kraterrandes zeigt auch nun unregelmäßige Schleimhautzeichnungen. Der Krater ist von einem Randwall umgeben, der stellenweise wie ausgefranst ist, stellenweise kleinbogige Konturen zeigt, an dem die einstrahlenden Schleimhautfalten abbrechen. Das Urteil lautet jetzt: Krater in der Angulusgegend mit Wandveränderungen in der Umgebung. Befund spricht für Neoplasma.

Der Patient wird anschließend am 15. 11. 40 von Prof. KONJETZNY operiert. *Operationsbericht:* Mediane Laparotomie. In der Angulusgegend fühlt man einen halbhühnereigroßen Tumor bei gut beweglichem Magen. Von der Innenseite des Magens fühlt man eine Delle,

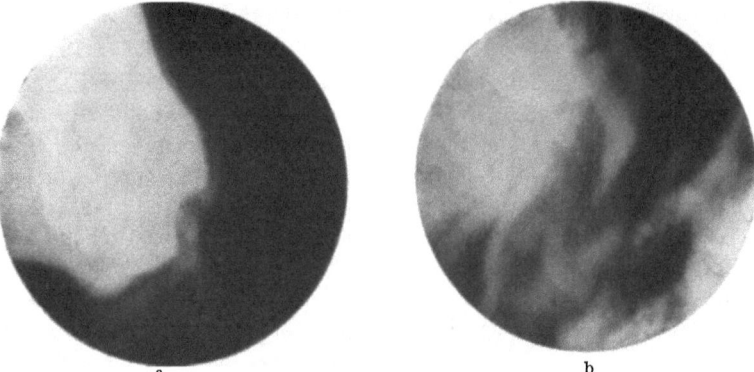

a b
Abb. 12a. Kraterförmiges Ulcus an der kleinen Kurvatur.
Abb. 12b. Kontrolluntersuchung nach 4 Monaten. Krater in einem Füllungsdefekt. Bei stärkerer Kompression tritt ein wallartiger Füllungsdefekt in der Umgebung des Kraters deutlich in Erscheinung, der sich mit kleinbogiger Kontur scharf gegen die übrige Schleimhaut absetzt. Das Relief in der Umgebung des Kraters macht einen ungeordneten, zerrissenen Eindruck.

die etwa fingerkuppengroß, dabei aber ziemlich flach ist. Das Ganze macht nicht den Eindruck eines gewöhnlichen callösen Geschwürs. Direkte Anhaltspunkte für ein Carcinom sind aber auch nicht vorhanden. Entschluß zur Resektion nach Billroth II.

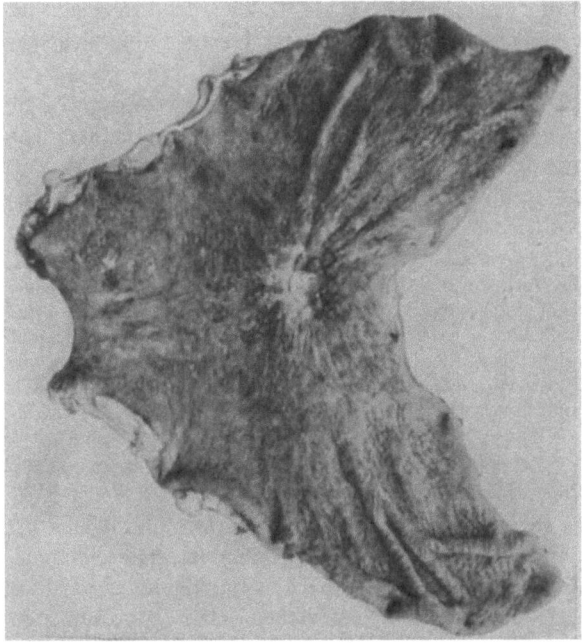

Abb. 12c. Präparat. Flaches Ulcus. Auffallend der Rand der wallartig, stellenweise aus kleinen Höckern besteht. Histologisch: Am Rand des Ulcus Krebszüge.

Präparat an der großen Kurvatur aufgeschnitten. Etwa 8 cm vom Pylorus entfernt ein flaches, pfennigstückgroßes Ulcus, dessen Grund mit grauweißlichen Membranen bedeckt ist. Umgebung wallartig, nach dem Geschwürsgrund abflachend, stellenweise deutliche Höckerung des Randes. Fleckige Rötung der Schleimhaut. Ausgesprochene Antrumgastritis. Mächtige Hypertrophie der Muskulatur nach dem Pylorus hin zunehmend. Auf der Hinterwand, nahe der kleinen Kurvatur eine etwa zehnpfennigstückgroße Serosaverdickung, die auf eine krebsige Bildung verdächtig ist. Die Histologie brachte die endgültige Klärung, indem sie am Rande des Ulcus Krebszüge aufdeckte.

Recht charakteristische Veränderungen in der Umgebung eines chronischen Geschwürs, die schließlich für die Diagnose ausschlaggebend wurden, zeigt der folgende Fall.

Der Patient K. B. (76 Jahre alt) leidet seit Jahren an periodischen Magenbeschwerden, die sich hauptsächlich in der kälteren Jahreszeit einstellen. Betont werden Nüchtern- und Nachtschmerz. 1940 machte der Patient wegen Bluterbrechen und Magenbeschwerden eine Ulcuskur in einer Klinik. Damals wurde röntgenologisch ein Magengeschwür festgestellt. Anfang Juli 1942 tritt erneut Bluterbrechen auf, was zur Einweisung in unsere Klinik führt.

Die Röntgenuntersuchung ergibt in der Angulusgegend ein bohnengroßes Ulcus. Der Magen ist vergrößert und enthält reichlich Sekret. Die Schleimhaut in der Umgebung des Geschwürs läßt sich wegen des Mageninhaltes nur schlecht darstellen, sie macht einen etwas warzigen Eindruck. Im Verlauf der Behandlung nimmt das Geschwür an Größe ab. Nach vorübergehender Entlassung kommt der Patient im November zur Kontrolluntersuchung. Er klagt über Schmerzen im Oberbauch, die er auf Blähungen zurückführt.

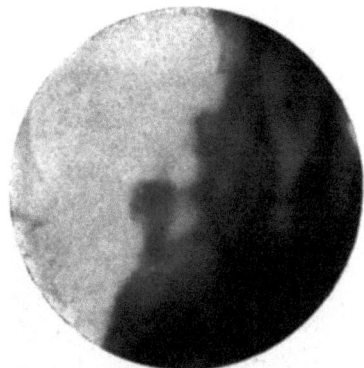

Abb. 13a. Knapp bohnengroßes Ulcus an der kleinen Kurvatur. In unmittelbarer Umgebung des Kraters zwei scharf begrenzte erbsgroße Aufhellungsfiguren. In der weiteren Umgebung kein normales Relief. Aus dem oberen Teil der Pars descendens herabziehende Falten brechen an dem reliefarmen Bezirk plötzlich ab. Verdacht auf entartetes Geschwür.

Wir fanden bei der Röntgenuntersuchung in der Angulusgegend ein Ulcus von knapp Bohnengröße. In der unmittelbaren Umgebung des Kraters stellen sich zwei scharf begrenzte erbsgroße Aufhellungen dar, daran schließen sich weniger scharf begrenzte, flachere Füllungsdefekte an, auf die ein reliefarmer Bezirk folgt. Die an der Minorseite herabziehenden Schleimhautfalten brechen an diesem reliefarmen Bezirk, der im ganzen etwa die Größe eines Markstückes umfaßt, relativ scharf ab. Obwohl der Krater gegenüber der ersten Untersuchung verkleinert ist, sprechen wir im Hinblick auf die Schleimhaut-

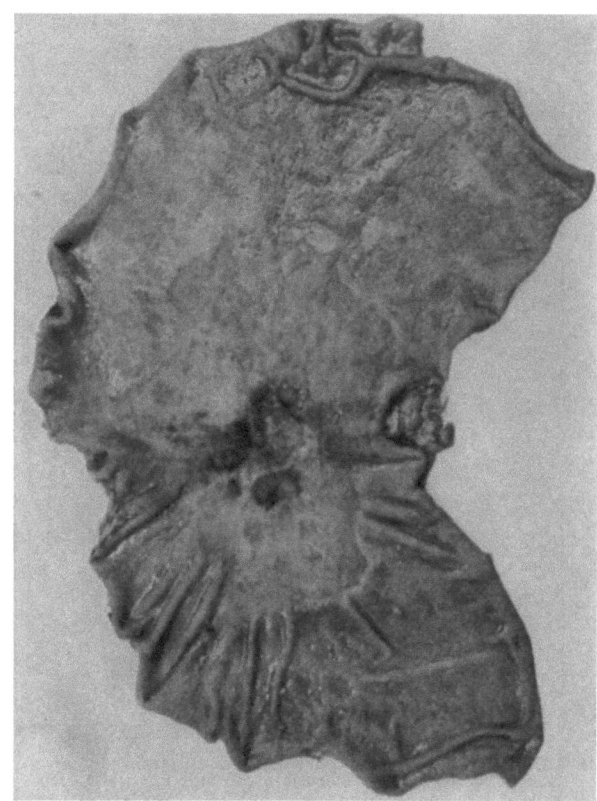

Abb. 13b. Präparat. Flacher Krater, umsäumt von erbsgroßen scharf begrenzten Höckerbildungen. Es schließt sich allseitig eine scharf begrenzte Erosion an, an der die Schleimhautfalten besonders aus der Kardiagegend abbrechen, die Erosion entspricht dem reliefarmen Bezirk in der Umgebung des Kraters im Röntgenbild.

veränderungen in der Umgebung den Verdacht auf ein entartetes Geschwür aus (Abb. 13).

Operationsbericht (Dr. PRINZ): Großer erweiterter Magen. Im Bereich der kleinen Kurvatur, in der Angulusgegend, fühlt man eine flache Geschwürsbildung, die von einem leicht erhabenen, sich derb anfühlenden, etwas höckerigen Rand umgeben ist. Im Mesogastrium einige bis bohnengroße Lymphknoten. Da der Befund sehr verdächtig auf ein Carcinom ist, Resektion nach Billroth II.

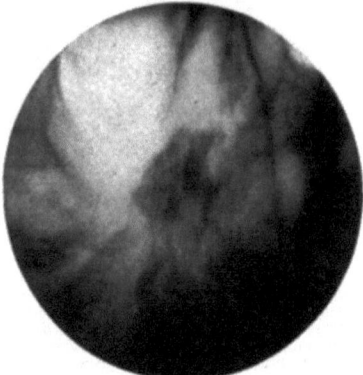

Abb. 14a. Kraterförmiges Ulcus inmitten eines Füllungsdefektes, der aus kolbigen Höckerungen besteht. Radiärkonvergenz der umgebenden Falten.

Präparat: Im Bereich der kleinen Kurvatur, etwa 4 cm vor dem Pylorus, flache, im ganzen quergestellte Geschwürsbildung. Der Grund des Geschwürs ist mit feinen Pseudomembranen bedeckt. Der Rand zeigt zur Vorderwand hin zwei besonders hervortretende erbsgroße Höckerbildungen. Auch der zur Hinterwand gelegene Rand erscheint gehöckert; funduswärts ist er im ganzen etwas erhaben. Diese Geschwürsbildung wird hufeisenförmig von einer unregelmäßig serpiginös begrenzten, oberflächlich erodierten Schleimhaut umgeben. Im Bereich dieser auf die Vorder- und Hinterwand übergreifenden Erosion sind hier und da Schleimhautinseln erhalten. Die histologische

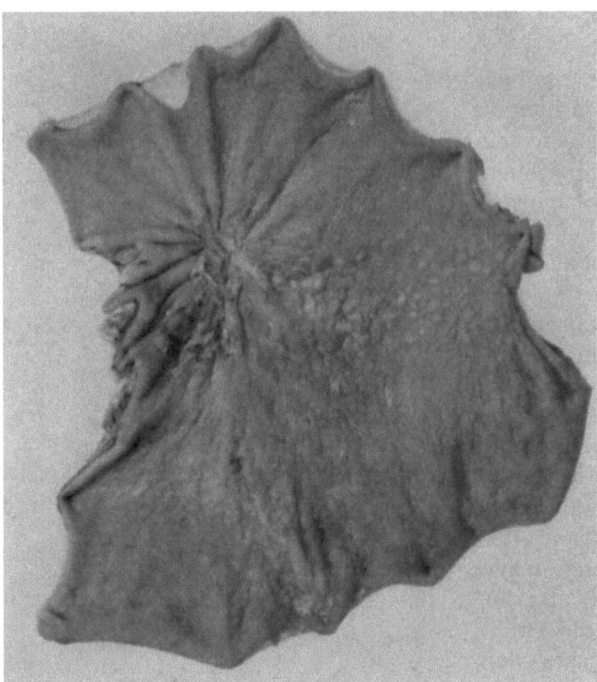

Abb. 14b. Präparat. Ulcus auf der einen Seite von einem höckerigen Wall umgeben, an dem die Schleimhautfalten Halt machen. Histol.: Ulcus mit Krebsbildung im Beginn.

Untersuchung zeigt in der näheren und weiteren Umgebung des Geschwürs die von KONJETZNY als charakteristisch für das beginnende Carcinom bezeichneten Zellzüge. Bemerkenswert ist, daß die das Ulcus umgebenden höckerigen Wanderhabenheiten von den Krebszügen durchwachsen waren.

Bei dem nächsten Fall, Pat. R. (Abb. 14), waren es die mehr keulenförmigen Aufhellungen in der Umgebung des nicht zur Abheilung kommenden Geschwürs, die zur Diagnose führten. In mehreren anderen Fällen, die aus Platzmangel nur gestreift werden sollen, war es die mangelnde Heilungstendenz, die allein auf die Bösartigkeit des Leidens hinwies, während besondere Schleimhautveränderungen in der Umgebung des Kraters nicht nachweisbar waren.

Differentialdiagnostik der Primitivstadien.

Es wurde bereits mehrfach darauf hingewiesen, daß die einfachen umschriebenen Wanderhabenheiten, die als flache, polypen*ähnliche* Bildungen imponieren können, keine eindeutige Diagnose gestatten. Daß das beginnende Carcinom in dieser einfachen Form in Erscheinung treten kann, haben wir mehrfach gezeigt. Aus der Fülle der sich dahinter verbergenden Möglichkeiten seien aus differentialdiagnostischen Gründen einige Befunde angeführt. Zunächst muß auf die Gastritis hingewiesen werden, die ganz umschrieben erhabene Wandveränderungen hervorbringen kann, worüber KONJETZNY immer wieder berichtet hat.

Ein Fall (Abb. 15), bei dem es auf dem Boden einer Gastritis zu beetartigen Wanderhabenheiten gekommen war, sei angefügt. Patient Sch., 65 Jahre alt. Hier zeigte der *ganze* Magen ausgesprochen gastritische Veränderungen. In der Fornixgegend waren die

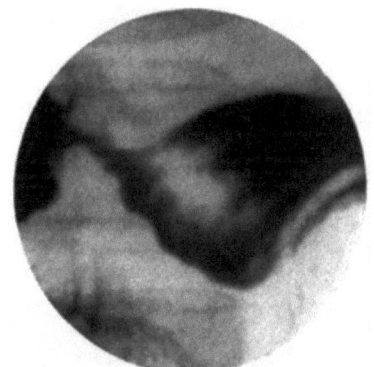

Abb. 15. Flacher reliefloser Füllungsdefekt bei einer Antrumgastritis. Konstanter Befund.

Schleimhautfalten fast fingerdick, Konsistenz der Wände deutlich vermehrt. Der präpylorische Teil des Antrum war konisch verengt, wie wir es bei der mit Pylorushypertrophie einhergehenden Antrumgastritis finden. Vor der präpylorischen Enge stellt sich ein konstanter rundlicher Füllungsdefekt dar; eine flache relieflose Erhabenheit überragt die übrige Schleimhaut. Der Befund ist konstant und immer wieder darstellbar. Bei der Kontrolluntersuchung nach 4wöchiger Ulcuskur besteht immer noch eine Schleimhautschwellung und die präpylorische Enge. Der flache Füllungsdefekt im Antrum dagegen ist nicht mehr nachweisbar.

Es hat sich offenbar um eine gastritische Veränderung gehandelt, die unter der Behandlung völlig zurückgegangen ist und damit im Gegensatz zu früheren Darstellungen ihren harmlosen Charakter manifestierte.

Differentialdiagnostisch kommen noch vergrößerte Lymphknotenpakete vor, die gelegentlich, mit dem Magen verbacken, zu einem lokalen Füllungsdefekt führen können (Patientin F. K., 44 Jahre alt, Abb. 16).

BERG hat bereits vor Jahren auf derartige Befunde hingewiesen. Zu erwähnen sind ferner noch all die benignen Neubildungen, die im Röntgenbild zu gleichen Erscheinungen führen können. Auch Magenwandmetastasen, wie BERG sie beschrieben hat, sind hier zu erwähnen.

Zum Schluß sei noch ein ungewöhnlicher Befund angeführt.

Der 66jährige Patient H. M. (Abb. 17), der im Weltkrieg eine Trichinose durchgemacht hat, leidet seit 5 Jahren zeitweilig an heftigen, kolikartigen Beschwerden im Oberbauch, die unter dem Rippenbogen von rechts nach links ziehen. Dabei treten Erbrechen und Schwindelgefühl auf. Zwischen den Schmerzanfällen liegen Pausen bis zu $1^1/_2$ Jahren.

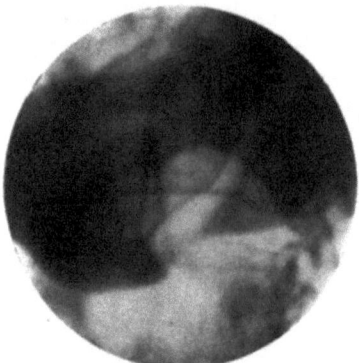

Abb. 16a. Umschriebener reliefloser Füllungsdefekt an der großen Kurvatur. Schleimhautfalten der intakten Magenwand überqueren den Bezirk.

Bei der Röntgenuntersuchung findet sich neben einem kraterförmigen Ulcus duodeni ein gut taubeneigroßer Füllungsdefekt an der kleinen Kurvatur. Der Füllungsdefekt ist stellenweise scharf begrenzt, stellenweise ist seine Begrenzung etwas verwaschen. Durch reichlich Sekret und Schleim wird die Darstellung gestört. Wir nahmen ein tumorartiges Gebilde an der kleinen Kurvatur an, eine nähere Differenzierung war nicht möglich. Unter der Diagnose: Ulcus duodeni und Tumor an der kleinen Kurvatur kommt der Patient zur Operation.

Gekürzter Operationsbericht (Dr. RÖBBELEN): Schon bei der Eröffnung des Peritoneum stößt man auf Schwierigkeiten, da das Bauchfell mit den Darmschlingen und besonders mit dem Colon transversum verwachsen ist. Nach der Eröffnung der Bauchhöhle sieht man, daß alle Darmschlingen miteinander verwachsen sind. Es ist unmöglich, eine frei bewegliche Darmschlinge zu finden. Im kleinen Netz zwischen Leber und Magen findet sich ein derbes, schwieliges Infiltrat. Unter diesen Umständen ist an die geplante Operation nicht zu denken. Nach Excision eines kleinen Gewebsstückes aus dem kleinen Netz wird die Bauchhöhle wieder geschlossen.

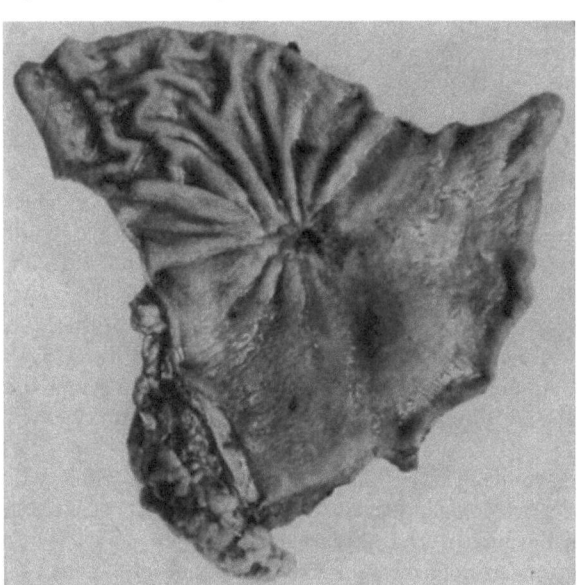

Abb. 16b. Präparat. Ulcus ventriculi an der kleinen Kurvatur. In der Nähe der großen Kurvatur relieflose Erhabenheit, hervorgerufen durch ein mit der Magenwand verbackenes Lymphknotenpaket.

Am nächsten Tag stellen sich Zeichen eines Ileus ein, dem der Patient einen Tag später erliegt. Das Sektionspräparat des Magens zeigt eine *tumorartige Magenschleimhautraffung* an der kleinen Kurvatur und eine gleichartige Zusammenballung des kleinen Netzes an der Außenwand der Minorseite. Die serösen Häute des ganzen Bauchraumes sind miteinander verwachsen. Die gleichen Verwachsungen finden sich an sämtlichen Darmschlingen. Totale flächenhafte Pleuraverwachsungen über beiden Lungen. Ausgedehnte *Trichinose* des Zungengrundes, der Hals- und Brustmuskulatur.

Diese gelegentlich überraschenden Befunde sollen den Arzt auf der Suche nach der Frühform des Magenkrebses nicht entmutigen. Wie betont, lassen diese einfachen umschriebenen Füllungsdefekte keinerlei sicheren Rückschlüsse auf die Ätiologie des Prozesses zu. Erst ein umschriebener Gewebszerfall, der sich im Bereich des Füllungsdefektes nachweisen läßt, ist ein Fingerzeig, der größte Beachtung verdient. Wichtig ist, diese einfachen Schleimhautveränderungen fortlaufend zu beobachten. Auf diese Notwendigkeit hat unter anderem BERG schon vor Jahren immer wieder hingewiesen mit der Forderung, bei bestehender Unsicherheit und bleibendem Krebsverdacht auf die Probelaparotomie zu dringen.

III. Das kleine Antrumcarcinom.

Antrumgastritis und Carcinom.

Wir haben bisher vorwiegend den Erkrankungen des Magenkörpers unsere Aufmerksamkeit geschenkt. Der Grund wurde bereits früher erwähnt. Wenn wir uns nun

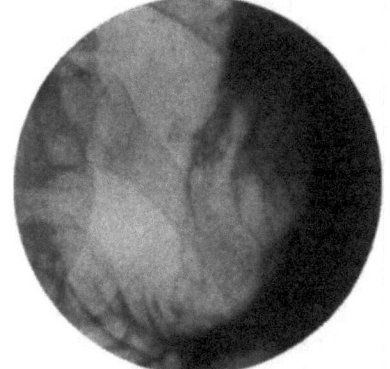

Abb. 17a.
Umschriebener tumorartiger Füllungsausfall an der kleinen Kurvatur.

den Erkrankungen des Antrum, also der präpylorischen Region, zuwenden, so nicht etwa weil hier prinzipielle Unterschiede bei der Deutung bösartiger Schleimhautveränderungen gegenüber denen des übrigen Magens auftreten, sondern vielmehr deshalb, weil besondere Eigenarten des Antrumgebietes in morphologischer Hinsicht eine getrennte Abhandlung zweckmäßig erscheinen lassen. Hinzu kommt noch, daß pathologische Veränderungen gut- und bösartiger Natur, die sich vornehmlich im Antrum abspielen, in differentialdiagnostischer Hinsicht größte Schwierigkeiten bieten können und eine eingehende Darstellung erfordern.

LOHMANN, der zu diesem Problem Stellung ge-

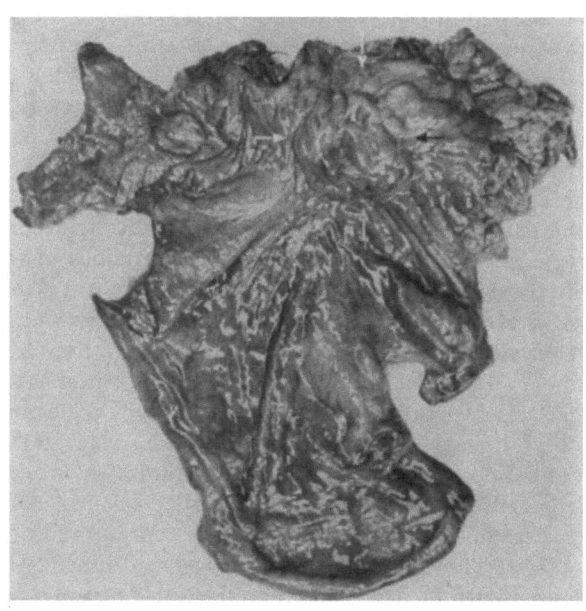

Abb. 17b. Sektionspräparat. Tumorartige Raffung der Magenwand und insbesondere der Schleimhaut. Zustand nach einer vor Jahren durchgemachten Trichinose. Außerdem kraterförmiges Ulcus duodeni.

nommen hat, bezeichnet den Canalis egestorius als wahre Fundgrube differentialdiagnostischer Irrtumsmöglichkeiten. ,,Beginnend vom übrigens äußerst seltenen regionären Gastrospasmus geht der Weg über die hyperplastische (stenosierende) Gastritis und über die postulcerösen Narbenschrumpfungen, über den Scirrhus, die sog. Linitis plastica, Magenlues, Pylorushypertrophie und die postkaustischen

Veränderungen bis zu den sehr seltenen Erkrankungen wie Sarkom und Amyloid. Hinzu kommen noch Nachbarschaftseinflüsse von der Leber und der Bauchspeicheldrüse."

Praktisch bedeutsam und wichtig ist vor allem auf der einen Seite der Formenkreis der Antrumgastritis, die im Röntgenbild in zwei verschiedenen Reihen auftreten kann, und der wir auch das Krankheitsbild der gutartigen Muskelhypertrophien im Antrum hinzurechnen. Auf der anderen Seite stehen die bösartigen Erkrankungen, der geschwürig zerfallende Krebs und der Scirrhus. In differentialdiagnostischer Hinsicht können für den Untersucher unüberwindliche Schwierigkeiten auftreten. Alle diagnostischen Kriterien, wie Schleimhautrelief, Konturen, äußere Form, Motilität, Tonus usw. können bei beiden so verschiedenen Krankheiten größte Übereinstimmung aufweisen.

Ein hervorstechendes Symptom aller dieser sich im Antrum abspielenden Erkrankungen ist die Einengung des Magenlumens, die bis zur Stenose führen kann, so daß der in der älteren Literatur bekannt gewordene *Carcinomzapfen* oder die *Carcinomdistanz* in Erscheinung treten können. Diese Unterbrechung des Füllungsbildes zwischen dem prall gefüllten Magenkörper und dem Bulbus duodeni galt lange als sicheres Zeichen des Magenkrebses. Die erste röntgenologische Betrachtung und Publikation, die sich gegen diese Auffassung wandte, rührt von DIETLEN her. Als Ursache einer röhrenförmigen Einengung des Antrum, die einen präpylorischen Scirrhus vortäuschte, fand er eine submucöse Phlegmone mit Bildung eines kleinen Abscesses. Weitere Fälle von Einengungen des Canalisgebietes gutartiger Natur wurden unter anderem von HOLZKNECHT und LUGER beschrieben. Nervös reflektorisch tetanische Kontraktionen der Antrummuskulatur werden als Ursache der Einengung in den Vordergrund gestellt. HAUDEK hat dann die gutartigen Veränderungen am Magenausgang, die durch die Formveränderung des Kanals einen Scirrhus vortäuschen können, auf ihre anatomischen Veränderungen untersucht und differentialdiagnostische Erwägungen bei der Deutung des Röntgenbildes angestellt. Er erwähnt erstens die Geschwüre der kleinen Kurvatur, die zur schneckenförmigen Einrollung der kleinen Kurvatur und zur Einengung des Canalisgebietes führen können, weiter weist er auf die präpylorischen Ulcera hin. Zweitens nennt er die Hypertrophie der Canalismuskulatur, drittens spastische Ursachen bei fehlendem anatomischen Substrat, viertens führt er Verbiegungen und Verziehungen des präpylorischen Magenteils von außen an. Nach HAUDEK können auch jegliche anatomische Veränderungen am Präparat fehlen; er nimmt dann eine nervöse Genese an und stellt auch bei den Ulcerationen, der Gastritis und der Muskelhypertrophie den Spasmus in den Vordergrund.

Hatte man anfangs die funktionelle Komponente für das Zustandekommen dieser Bilder in den Vordergrund gestellt, so ergaben klinische und vor allem histologische Untersuchungen, daß der Spasmus als komplizierendes Begleitsymptom einer Antrumgastritis bzw. einer gutartigen Pylorushypertrophie anzusehen ist, der erst sekundär in Erscheinung tritt.

WANKE nennt die Pylorusstenose bei der Gastritis eine nicht ungewöhnliche, wenn auch seltene Komplikation derselben. Er führt die funktionelle Störung durch den Spasmus ursächlich auf die entzündlich veränderte Schleimhaut zurück. Als organische Störungsursache der Entleerungsfunktion des Antrum nennt WANKE noch hypertrophische Schleimhautwucherungen, auf die HAUDEK schon hingewiesen hatte, ferner narbige Infiltrate der tieferen Wandschichten mit und ohne Perigastritis und Veränderungen im Pylorusmuskel selbst (STELLING, HEIDENHAIN, KONJETZNY). BERG hat in seiner Reliefdiagnostik auf die groben Wulstbildungen hingewiesen, die in der Angulusgegend relativ scharf aufhören können und in ihrer Begrenzung an die von KONJETZNY angegebene Dreiecksform erinnern. Die groben Wülste imponieren vor allem durch die auffällige Starre, die eine sichere Abgrenzung von neoplastischen Infiltraten anfangs überaus schwierig machen.

Schon den älteren Pathologen war bekannt, daß die chronische Gastritis den Antrumteil des Magens bevorzugt, was auch von allen neueren Untersuchern bestätigt worden ist (KONJETZNY, PUHL, STOERK). Als charakteristische, makroskopisch sichtbare Veränderung erwähnt KONJETZNY die warzige Höckerung der Schleimhaut. Im aboralen Teil finden sich an Stelle der normalerweise parallelen, wenig ausgeprägten feinen Schleimhautfalten unregelmäßige, ungeordnete, stark vorspringende, oft geradezu wulstförmige Schleimhauterhebungen, die manchmal tiefe Täler zwischen sich fassen. Die ganze Magenwand ist hier erheblich verdickt. Ohne weiteres auffallend ist die ausgesprochen hypertrophische Gastritis. Sie kann herdförmig in Form beetartiger oder polypöser Schleimhautwucherungen oder diffus mit Bildung dichtliegender, unregelmäßiger Schleimhautwülste und -kämme in verschiedener Höhe auftreten. Auch an den übrigen Schichten der Magenwand lassen sich bei der Gastritis bei makroskopischer Betrachtung noch ziemlich charakteristische Befunde erheben. Fast regelmäßig ist eine Hypertrophie der Muskulatur im Bereich des Antrum vorhanden. FOERSTER hat zuerst darauf hingewiesen, daß diese Hypertrophie pyloruswärts zunimmt. Am Lebenden findet dieser Befund seinen Ausdruck in einer deutlichen Starrheit der Magenwand (KONJETZNY). WANKE, der ebenso wie FOERSTER, ORTH, KONJETZNY, STOERCK eine mäßige Hypertrophie der Muscularis bei der chronischen Gastritis fand, erwähnt unter anderem derartig hohe Grade von Muskelhypertrophie, durch die allein eine Magenausgangsstenose verursacht werden kann. BERNSTEIN, der vom Standpunkt des Röntgenologen die gutartigen Muskelhypertrophien des Antrum beschrieben hat, weist auf die hochgradigen Muskelverdickungen hin, die bei der Untersuchung den typischen Befund einer etwa 2—3 cm langen Stenose am Magenausgang ergeben.

Die Ätiologie der gutartigen Pylorushypertrophie und der Spasmen und ihre Beziehungen zur chronischen Gastritis scheinen durch die neueren Untersuchungen von KONJETZNY und PRINZ weitgehend geklärt. Als erster hat FOERSTER über die Ursache der Muskelhypertrophie Untersuchungen angestellt. Er sieht sie als eine Komplikation der Gastritis an. Demgegenüber vertraten CHIARI, HEIDENHAIN, LANDERER und MEIER die Ansicht, daß es sich dabei um einen angeborenen Zustand handele. Andere Autoren wieder sahen die Ursache der Spasmen in funktionell-neurotischen Störungen der Pylorusmuskulatur. KONJETZNY und PRINZ, die in allen ihren Fällen von Pylorushypertrophie eine erhebliche Gastritis fanden, kommen zu der Überzeugung, daß die Pylorushypertrophie des Erwachsenen nicht als selbständiges Krankheitsbild anerkannt werden kann, sondern daß die chronische Gastritis ihre wesentliche Ursache ist. „Die Pylorushypertrophie gehört zum Formenkreis der chronischen Gastritis und ist als Folgezustand oder als Komplikation dieses Leidens aufzufassen." Damit wird die wesentliche Rolle, die die Gastritis spielt, aufs neue in den Vordergrund gestellt (HAUDECK, PRINZ, KONJETZNY, SERK-HANSEN, SCHWARZ, FRANK).

Die Entstehung der Spasmen bei der Antrumgastritis findet durch das Übergreifen der Gastritis auf tiefere Magenwandschichten eine zwanglose Erklärung. HAUDEK erörtert die Frage, ob ein lokaler Erregungszustand der Muskulatur nicht von einem lokalisierten Erregungszustand der zugehörigen Nervensegmente ausgehen kann. Er zitiert STEINDL, PORGES, HESS und FALTISCHEK, die bei grob anatomischen Veränderungen des Zentralnervensystems wie bei Primärtumoren und Metastasen sowie bei der multiplen Sklerose spastische Engen am Magenausgang beobachteten und dieselben in ursächliche Beziehung zu den Veränderungen im Zentralnervensystem brachten. Gleichzeitig weist HAUDECK auf den nervösen Apparat der Magenwand selbst hin, wobei die Möglichkeit offen gelassen wird, ob nicht die spastischen Engen am Magenausgang zum Teil durch einen abnormen Zustand des Wandnervensystems hervorgerufen sein können. Entscheidend für diese Frage ist nach HAUDEK, ob sich entsprechende pathologische Veränderungen am AUERBACHschen und am MEISSNERschen Plexus nachweisen lassen. KOCH, STOEHR, OSTEN, MOUCHET, DELANNOY und PATOIR haben entzündlich degenerative Veränderungen an den nervösen Elementen der Magenwand bei der chronischen Gastritis beschrieben. Nach PRINZ liegt es nahe, in den entzündlich degenerativen Veränderungen des AUERBACHschen Plexus, die durchaus im Rahmen der von der Schleimhaut ausgehenden entzündlichen Zustände liegen, den morphologischen Ausdruck für die Spasmen bei der Gastritis zu sehen." Diese Erklärung der spastischen Muskelkrämpfe der Pylorus-Antrumgegend ist die einzige, für die sich eine Reihe von einleuchtenden Tatsachen anbringen und vor allem gesicherte pathologisch-anatomische Anhaltspunkte gewinnen lassen." Nach dieser Auffassung steht die Gastritis im Vordergrund des Geschehens, die Muskelhypertrophie und die spastischen Zustände sind komplizierender, sekundärer Natur.

KONJETZNY, PUHL und KAUFMANN haben darauf aufmerksam gemacht, daß unter dem Einfluß von chronisch entzündlichen Veränderungen in der Schleimhaut langanhaltende Muskelkrämpfe in der Muscularis des Antrum auftreten können, die klinisch den Eindruck einer Pylorusstenose zu erwecken vermögen. Auch PRINZ ist der Meinung, daß langanhaltende Krampfzustände bestehen können, deren anatomisches Substrat in den entzündlich degenerativen Veränderungen der intramuralen Ganglien zu suchen ist. Er weist auf die klinischen Erfahrungen hin, wonach allein bei entzündungswidriger Behandlung der Gastritis die Abhängigkeit der Magenwandspasmen von entzündlichen Veränderungen sich fast wie durch ein Experiment beweisen läßt. Es soll natürlich nicht übersehen werden, daß bei den Fällen mit stärkerer Schleimhautschwellung unter der Behandlung durch Rückgang der Schwellung das Antrumlumen weiter wird und dadurch ein Rückgang eines Spasmus vorgetäuscht werden kann.

Vorwiegend hyperplastische Antrumgastritis und Carcinom.

Wir haben bereits früher darauf hingewiesen, daß bei der Röntgenuntersuchung die Antrumgastritis uns in zwei Formen gegenübertreten kann. Einmal beschränken sich die Veränderungen im wesentlichen auf die Abänderung des typischen Kanalreliefs bei nur geringer Einengung der Kanalweite; weiterhin können die Reliefveränderungen in den Hintergrund treten und einer ausgesprochenen Einengung des Kanallumens den Vorzug geben. Auf die erste Form hat HAUDECK bereits hingewiesen. Nach ihm können spastische Kontraktionen und starke Schleimhautwulstungen das präpylorische Magenlumen einengen. DE ABREU, BERG, PRÉVÔT, BÜCKER und kürzlich noch GLAUNER haben auf die groben Wulstbildungen, die zu Fehldeutungen führen können, hingewiesen. Hyperplastische Schleimhautbildungen, die nach KONJETZNY von ganz umschriebener, beetförmiger, polypöser Art sein können, erhalten eine besondere

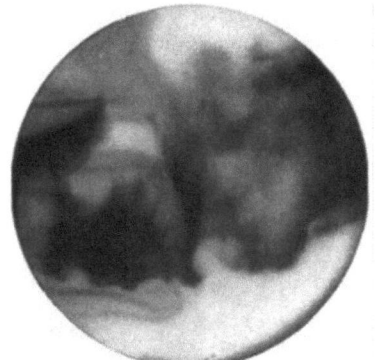 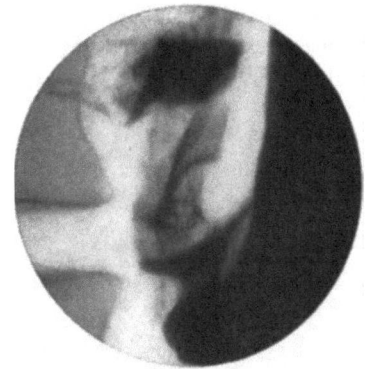

Abb. 18. Antrumgastritis. Mäßige Einengung des Antrum durch stark gewulstete quergestellte Falten. Abb. 19. Antrumgastritis. Mäßige Einengung des Lumens. Starke Schleimhautschwellung.

Bedeutung. ,,Im Hinblick auf ihre Prognose müssen sie als gefährliche Bildungen betrachtet werden."

Die Einengung des Antrum durch die stark gewulstete Schleimhaut, sowie die Querstellung der Falten, d. h. ihr Verlauf von der kleinen zur großen Kurvatur, sind charakteristisch für den ersten Typ der Antrumgastritis (Abb. 18—19). Eine Konsistenzvermehrung ist deutlich, doch kommt es dabei nicht zur Starre der Wand. Die Peristaltik kann vermehrt und vertieft sein. Die Querwulstung kann durchaus als typisch für diese Form der Gastritis angesprochen werden im Gegensatz zu dem normalen Antrumrelief, das sich gewöhnlich aus zarten, parallel zum Pylorus verlaufenden Faltenzügen aufbaut und entsprechend den physiologischen Anforderungen unter Beibehaltung des Grundtyps variieren kann. Bei pathologischen Veränderungen ändert sich der lokale und der allgemeine Charakter (FORSELL). In dem quergewulsteten Relief der Antrumgastritis haben wir ein pathologisches Relief vor uns. Da ein kleines Antrumcarcinom ein ähnliches Relief vorbringen kann, gilt es hier mit besonders subtiler Technik die Klärung zu finden. Bei zarter Palpation mit nur einem Finger gelingt es dann meistens, den feineren Aufbau des Schleimhautreliefs hervorzuholen. Für die Gutartigkeit des Prozesses spricht immer eine gewisse Ordnung des Reliefs bei ebener Oberfläche ohne warzige Erhabenheiten oder Defekte. Wie BERG hervorgehoben hat, lassen sich die Wulstbildungen bei der Gastritis immer noch auf normale Formen zurückführen. Das normale Relief wird gleichsam überdeckt, es wird nicht zerstört.

Wie weit durch eingehendes Detailstudium eine Differentialdiagnose möglich ist, sollen einige Fälle demonstrieren.

Der 51jährige Patient H. W. (Abb. 20) klagt seit einigen Monaten über Magenbeschwerden. Brennen und Schmerzen in der Magengegend treten unabhängig von den Mahlzeiten auf. Das Epigastrium ist druckempfindlich, keine fühlbare Resistenz. Blutsenkungsgeschwindigkeit normal, unerhebliche Anämie.

Die Röntgenuntersuchung zeigt einen mittelgroßen Magen, der reichlich Sekret enthält. Das Schleimhautrelief ist verschwollen, das Antrum im ganzen etwas eingeengt. Die Konsistenz ist hier etwas vermehrt, die Konturen nicht ganz glatt, an der kleinen Kurvatur auffallend dicker Pyloruswulst. Da ein Neoplasma nicht mit Sicherheit ausgeschlossen werden konnte, wurden Kontrolluntersuchungen empfohlen. Nach knapp 3 Wochen praktisch der gleiche Befund. Die Antrumenge setzt sich gegen den normal weiten Magenkörper relativ plötzlich ab, auffallend bleibt eine fast starre, leicht winklig verlaufende Kontur

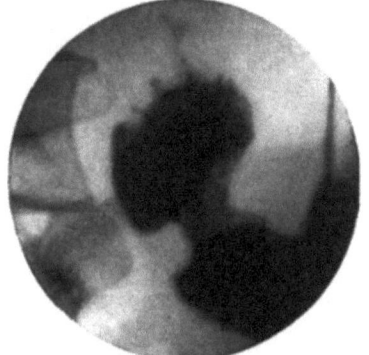 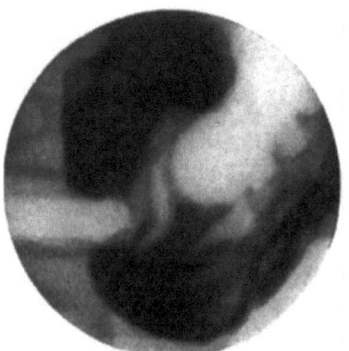

Abb. 20a. Röhrenförmige präpylorische starre Enge. Steife winklige Kontur an der Minorseite. Kein Faltenrelief darzustellen.

Abb. 20b. Kontrolluntersuchung nach einem Jahr. Regelrechtes Relief.

der Minorseite. Nach weiteren 2 Monaten besteht die Antrumenge immer noch. Es lassen sich aber einige wenige Faltenzüge, die zur großen Kurvatur ausstrahlen, nachweisen, wodurch der ursprünglich gehegte Verdacht ein wesentliches Argument verliert. Eine Kontrolluntersuchung nach 1 Jahr zeigt im ganzen Antrum normalkalibrige Schleimhautfalten.

Schwieriger in der Deutung und Stellung der Prognose sind die bei den nächsten 3 Fällen erhobenen Befunde (Abb. 21—23).

Alle 3 Fälle weisen eine mehr oder weniger starke Einengung des Antrum auf, wobei der erste Fall eine auffallende Steifheit der kleinen Kurvatur zeigte. Das Schleimhautstudium ergab eine bohnen- und eine erbsgroße Aufhellung, die als Polypen angesprochen wurden, wie sie auf dem Boden der chronischen Gastritis aus Schleimhauthyperplasien entstehen (KONJETZNY). In unserem Fall wurde über eine Magenbeschwerde geklagt, die über mehrere Jahre ging. Erfahrungsgemäß müssen diese Polypen als prognostisch gefährliche Neubildungen betrachtet werden, deren rechtzeitiges Erkennen in vielen Fällen einer Krebsfrühdiagnose gleichkommt. Da man den Polypen kaum ihre weitere Entwicklungsbereitschaft ansehen kann, und wir unter anderem auch schon früher gezeigt haben, daß gut- und bösartige Bildungen in ein und demselben Magen vorkommen können, scheint die Auffassung von KMENT berechtigt, der vom klinischen Standpunkt polypöse Neubildungen nicht als gutartig angesehen haben will. Wie KONJETZNY empfiehlt KMENT in diesen Fällen die Entfernung durch Magenresektion. Die Form dieser Polypen ist wechselnd. Mal sind sie rund, mal mehr oval oder länglich, teils schwach, teils stärker die übrige Schleimhaut des Magens überragend. Für die Gutartigkeit spricht die glatte Begrenzung, die erhaltene Wandelastizität und der Sitz in normaler Schleimhautumgebung. Solange die Oberfläche glatt ist oder normales Relief zeigt, solange auffällige

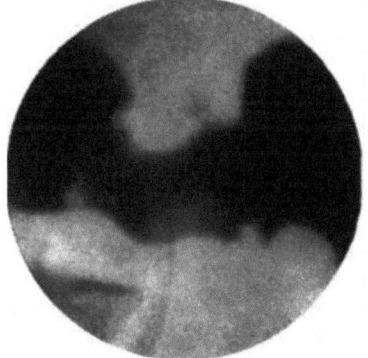 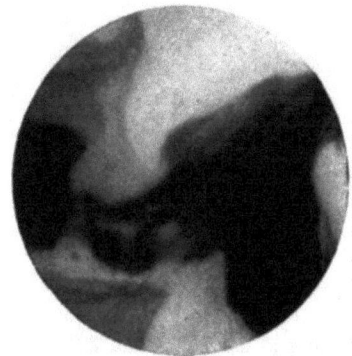

Abb. 21a. Antrumgastritis. Mäßige Einengung des Kanals. Steife Konsistenz. Minorseite winklig.

Abb. 21b. Derselbe Fall nach stärkerer Kompression. Inmitten der Enge zwei kleine Polypen.

Reliefveränderungen in der Umgebung fehlen, dürfen wir mit größter Wahrscheinlichkeit eine gutartige Neubildung annehmen. Sobald jedoch gleichzeitig ein Gewebszerfall nachweisbar wird, ist größte Kritik und Zurückhaltung angebracht, das gilt um so mehr, wenn die beetartigen, polypösen Erhabenheiten jede Ordnung und Regel im Aufbau vermissen lassen, wenn die Ordnung des Aufbaues und des

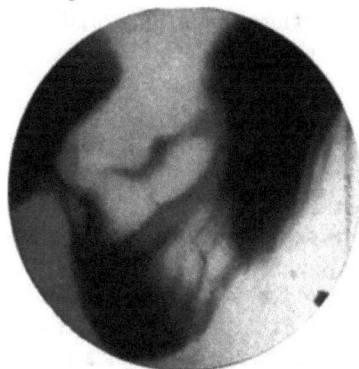 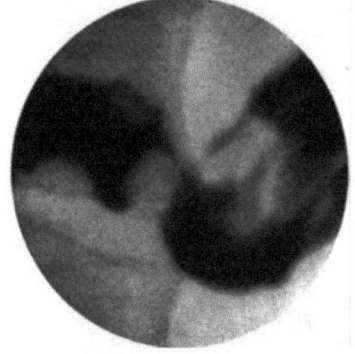

Abb. 22. Flache relieflose Aufhellungsfigur an der kleinen Kurvatur, darunter kleine rundliche Aufhellungsfigur. Gutartige polypöse Neubildung. Kontrolluntersuchung nach 1 Jahr zeigt unveränderten Befund.

Abb. 23. Flacher Füllungsdefekt im Antrum, bei laufender Kontrolle unverändert. Zustand nach Übernähung eines präpylorischen Ulcus.

Wachstums, die die gutartigen Polypen auszeichnet, fehlt und an deren Stelle eine planlose Wucherung auftritt.

Im Vergleich mit den Fällen (Abb. 21—23) könnte man bei dem folgenden Fall A. W., 44 Jahre alt (Abb. 24) bei stärkerer Auffüllung des Magens glauben, eine banale Antrumgastritis vor sich zu haben. Das Antrum erscheint durch wulstige, quer zur Kanalachse verlaufende Reliefformationen gegliedert und leicht eingeengt. Erst eine eingehende Schleimhautdarstellung klärt weiter auf. Der kleinen Kurvatur sitzt in Angulusnähe eine fast dreieckige Erhabenheit auf, die sich allseitig scharf, kleinbogig absetzt. An der zum Angulus zeigenden

Spitze dieser flach erhabenen Neubildung findet sich ein kleiner, uncharakteristischer Defekt. Auffallend ist auch, daß das Schleimhautrelief der Umgebung keinen inneren Zusammenhang mit der Neubildung erkennen läßt. Es ist nicht möglich, in der Reliefformation an der kleinen Kurvatur ein normales Grundrelief auch nur zu ahnen. Die Operation, die Prof. KONJETZNY ausführte, ergab — wie wir es angenommen hatten — ein kleines Carcinom. Diese ausgesprochen umschriebene Unordnung des Reliefs muß als Hinweis auf einen malignen Prozeß besonders betont werden.

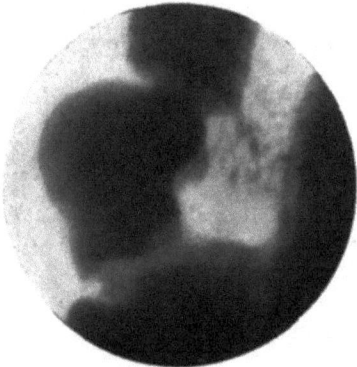

Abb. 24a. Kleines Carcinom, das bei praller Füllung als Antrumgastritis mit mäßiger Einengung des Lumens und Querstellung der Falten imponieren könnte.

Gelegentlich beobachtet man auch bei Prozessen im Antrum, daß der Röntgenbefund den am Präparat später erhobenen Befund vergrößert wiedergibt. Die Erklärung hierfür läßt sich in der besonderen Bereitschaft des Antrum finden, auf Erkrankungen gut- und bösartiger Natur mit einer Einengung des Kanallumens zu reagieren, die durch eine Dickenzunahme der Schleimhaut und der übrigen Wandschichten hervorgerufen werden kann. So zeigt der folgende Fall W. Z. (Abb. 25) bei der Röntgenuntersuchung etwa 3 cm vor dem Pylorus eine Zerstörung des Reliefs, die von der kleinen bis zur großen Kurvatur reichte und anscheinend zu einer breiten zirkulären Einengung des Lumens mit Krater und Wulstbildung geführt hatte. Bei der Operation (Dr. JUNKER) fühlt man im Antrum einen etwa walnußgroßen Bezirk, der sich schwielig derb anfühlt und als kleines Carcinom imponiert. Das aufgeschnittene Präparat zeigt 4 cm vor dem Pylorus eine relativ flache halbmondförmige Ulceration von Pfennigstückgröße. An die konkave Begrenzungsfläche der Ulceration schließt sich ein fingernagelgroßer, überhängender Schleimhautwulst an. Die Veränderung beschränkt sich auf die große Kurvatur und bleibt an Vorder- und Hinterwand weit von der kleinen Kurvatur entfernt, während man nach dem Röntgenbild eine größere Kraterbildung mit ausgesprochenem Randwall und eine zirkuläre Einengung des Antrum vermuten möchte.

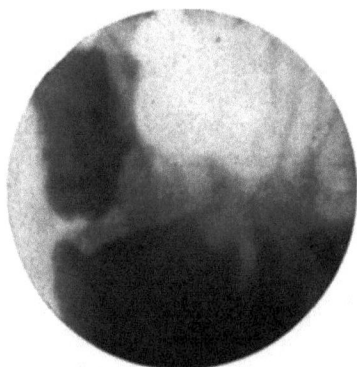

Abb. 24b. Bei vermehrter Kompression scharf begrenzte flache Füllungsdefekte mit Kraterbildung in der Angulusgegend.

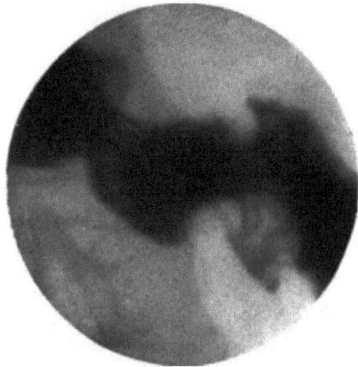

Abb. 25. Kleines Carcinom im Antrum. Der Röntgenbefund stellt den am Präparat erhobenen Befund übertrieben groß dar.

Die besondere Eigenart des Antrum, auf krankhafte Prozesse mit einer Einengung des Lumens zu reagieren, kommt uns bei der Diagnostik sehr zugute.

Einmal wird unsere Aufmerksamkeit sofort auf die krankhafte Region gelenkt; da weiterhin das Antrum in den meisten Fällen gut zu übersehen ist und dem palpierenden Finger kaum Hindernisse entgegentreten, haben wir günstige Vorbedingungen für die Frühdiagnose. Hinzu kommt noch, daß eine früh einsetzende funktionelle Beeinträchtigung des Magens den Patienten bald auf das Leiden aufmerksam macht und ihn rechtzeitiger zum Arzt führt als in vielen anderen Fällen. Trotz dieser äußerlich günstigen Verhältnisse standen wir gelegentlich vor größten Schwierigkeiten. Während noch die makroskopische Betrachtung des Präparates unsere Diagnose auf ein kleines Carcinom bestätigte, mußte nach der histologischen Untersuchung die Diagnose geändert werden. Die Röntgenuntersuchung der Patientin J. M., 65 Jahre alt (Abb. 26), zeigte einen großen Magen, der reichliche Mengen Flüssigkeit und Speisereste enthielt. Sofort fiel eine Einengung des Antrum auf etwa Fingerdicke auf. An Schleimhautzeichnung war ein in der Richtung des Kanals ziehender kantiger Faltenzug zu erkennen, daneben angedeutete warzige Höckerung. Bei etwas stärkerer Bariumfüllung fielen an der großen Kurvatur wellblechähnliche Konturen auf. Sie entsprachen zwei dicht nebeneinander liegenden höckerigen Erhabenheiten, die wie kleine Wärzchen aus dem reliefarmen Bezirk hervorragten. Bei umschriebener Palpation mit einem Finger hatte man den Eindruck, einen starren Bezirk vor sich zu haben. Mit der Verdachtsdiagnose „kleines Carcinom im Antrum" wurde die Patientin von Prof. KONJETZNY operiert.

Gekürzter Operationsbericht: Der Magen ist erweitert und mit Luft gefüllt. Deutliche Hypertrophie der Pylorus- und Antrummuskulatur. An der Hinterwand fühlt man eine Starrheit der Wandung. An der kleinen Kurvatur bis bohnengroße Lymphknoten. Da der Befund höchst verdächtig auf beginnende Krebsbildung ist, erfolgt eine ausgedehnte Resektion.

Das Präparat wird an der großen Kurvatur aufgeschnitten. Am Pylorus fällt die Hypertrophie der Muskulatur auf, die sich auf das Antrum erstreckt und kardiawärts abnimmt. In Pylorusnähe findet sich eine flache Geschwürsbildung von Markstückgröße, kardiawärts mit serpiginösen Schleimhauträndern. Im Bereich der Geschwürsbildung, ganz in der Nähe der großen Kurvatur sieht man unregelmäßige, flache, warzige Schleimhauterhebungen, die auffallend gerötet sind. Diese Schleimhautveränderungen setzen sich auf die große Kurvatur fort und greifen auf die Hinterwand über. An der Hinterwand, weiter kardiawärts flache Erosion von 5,5 : 6 cm Größe mit serpiginösen Rändern und einzelnen Schleimhautinseln. Diese Erosion steht mit der Ulceration durch eine flache Einsenkung in Verbindung. Der Operateur hielt diese Veränderung, charakterisiert durch flache Ulcerationen und Erosionen mit unregelmäßigen warzigen Schleimhautinseln, für ein „Carcinom im Beginn". Die histologische Untersuchung zeigte jedoch, daß es sich um die seltene lymphoblastische Gastritis handelte. Diese chronisch entzündlich verlaufende Magenerkrankung, die mit einer flächenhaften Verdickung der Wand, flachen Ulcerationen bzw. Erosionen, in der warzige Höckerbildungen stehen können, einhergehen, ist durch dichte Lymphocyteninfiltrationen der Schleimhaut, der Musc. muc. und der Submucosa charakterisiert (KONJETZNY: Der Chirurg 8 (1938).

Diese Schleimhautveränderungen, die makroskopisch nicht von einem beginnenden Krebs zu unterscheiden sind, werden auch den Röntgenologen immer vor eine schwierige Aufgabe stellen. Weniger schwierig ist die Deutung einer wohldefinierten Kraterbildung, zumal wenn sie innerhalb sonstiger Reliefveränderungen liegt. Hier sind die Gesichtspunkte, die wir bei den kleinen ulcerierten Krebsen des Magenkörpers angeführt haben, maßgeblich.

Schon HAUDEK hat bei der Besprechung präpylorischer Magenveränderungen auf differentialdiagnostische Merkmale gegenüber dem chronischen Ulcus hingewiesen und auf den Infiltrationswall in der Umgebung des Kraters, auf die verwaschene Zeichnung der Umgebung, die Stufenbildung der Kontur und auf die plötzlich abbrechenden, nicht konvergierenden Falten aufmerksam gemacht.

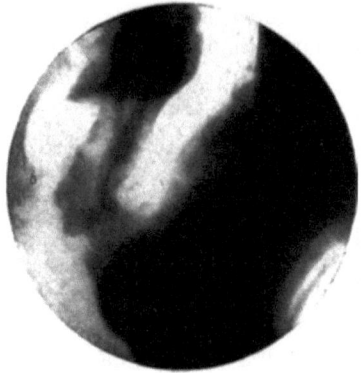
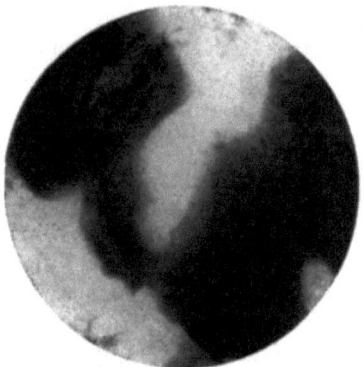

Abb. 26a. Einengung des Antrum, Konturen relativ starr. Kein an normale Schleimhautfalten erinnerndes Relief. Dagegen warzige Körnelung. Höckerige Aussparungen an der großen Kurvatur.

Abb. 26b. Derselbe Fall wie 26a bei geringer Kompression. Starrer, an der kleinen Kurvatur winklig begrenzter Stenosekanal.

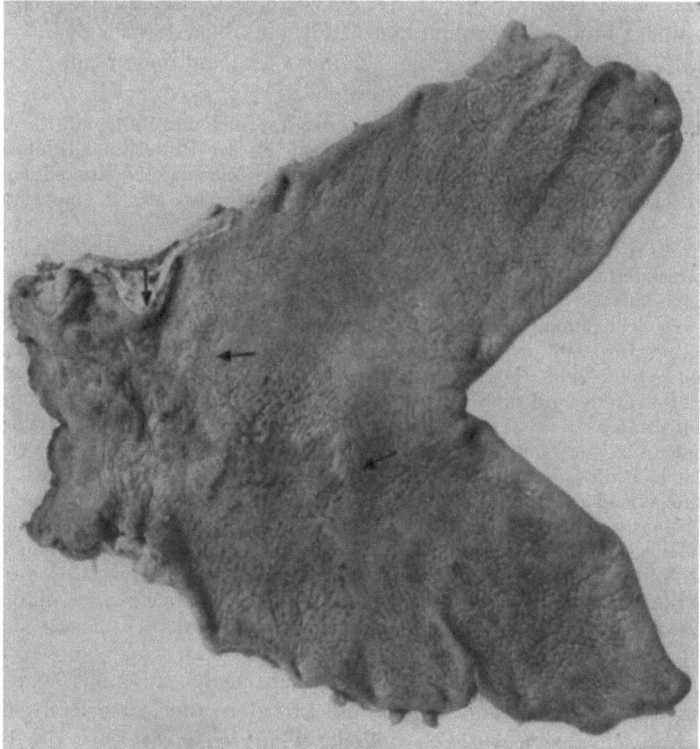

Abb. 26c. Präparat. Präpylorisch in der Nähe der großen Kurvatur flache unregelmäßige Ulcerationen mit höckerigen Erhabenheiten. Kardiawärts davon größere Erosion mit einzelnen Schleimhautinseln. Histolog: Lymphoblastische Gastritis.

Der 58jährige Patient A. Sz. (Abb. 27) erkrankte 1935 erstmalig mit Magenbeschwerden. Jetzt seit September 1941 krampfartige Schmerzen im linken Oberbauch. Saures Aufstoßen. 23 kg Gewichtsabnahme in $^3/_4$ Jahren.

Die Röntgenuntersuchung zeigt an der kleinen Kurvatur des Antrum eine kleine flache, längliche Kraterbildung. Vorwiegend pyloruswärts wird der Krater von einem dicken Randwall umgeben, an dem die quergestellten, wulstigen Falten von der großen Kurvatur her scharf abbrechen. Kardiawärts verliert sich der Krater in einen relieflosen Bezirk ohne scharfe Grenze.

Operationsbericht (Dr. PRINZ): Im Bereich des Pylorus fühlt man eine von einem wallartigen Rand umgebene Geschwürsbildung, die als Carcinom anzusprechen ist. Resektion nach Billroth II.

Präparat: An der kleinen Kurvatur findet sich eine etwas unregelmäßig begrenzte, im ganzen flache Geschwürsbildung von 2 : 3 cm Größe, die bis an den Pylorus reicht. Der Rand ist pyloruswärts und zur großen Kurvatur hin aufgeworfen. Auffällig ist der zur Magenhinterwand gelegene Geschwürsgrund, der hier flach erscheint und in

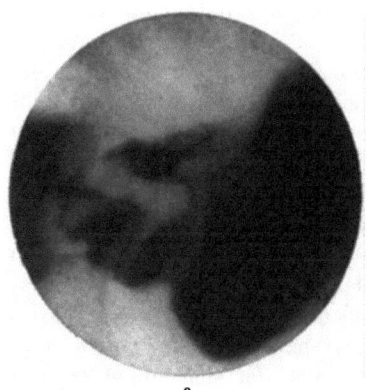
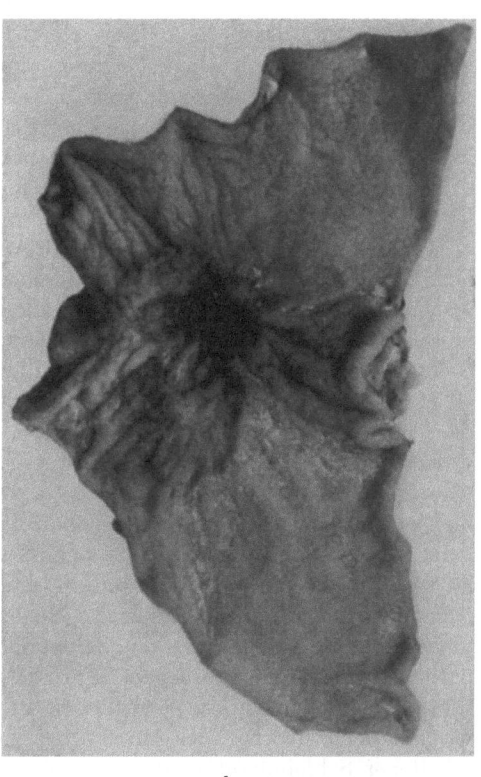

a b

Abb. 27a. Mäßige Einengung des Antrum. Länglicher Krater an der kleinen Kurvatur. Pyloruswärts und in Richtung zur großen Kurvatur wird der Krater von einem aufgeworfenen Randwall umgeben, an dem quergestellte, wulstige Falten abbrechen. In Richtung zur großen Kurvatur des Magenkörpers folgt darauf ein reliefloser Bezirk.

Abb. 27b. Präparat. Flache Geschwürsbildung (2 : 3 cm), teilweise ist der Rand aufgeworfen, teilweise schließt sich ein reliefloser, flacher Schleimhautdefekt nach Art einer Erosion an.

seiner Umgebung einen zackig begrenzten, oberflächlichen Wanddefekt nach Art einer Erosion hat.

Zusammenfassend kann gesagt werden, daß für die hyperplastische Antrumgastritis und gegen Carcinom die Tatsache spricht, daß das Relief immer noch eine gewisse Ordnung erkennen läßt, und daß der Faltencharakter zum mindesten noch andeutungsweise zu erkennen ist. Treten Reliefveränderungen auf, die den ursprünglichen Schleimhautcharakter grundlegend stören, ist der Verdacht auf malignen Prozeß berechtigt. Bei einfachen, beetartigen Wanderhabenheiten mit glatter Oberfläche ist, abgesehen von der nicht zu erkennenden Entwicklungstendenz, eine abwartende Haltung nach unseren Erfahrungen nicht unberechtigt. Treten daneben jedoch noch Zeichen des Wandzerfalls auf, muß mit einem bösartigen Tumor gerechnet werden. Die letzte Entscheidung in diesen

Dingen wird immer die langjährige, geschulte Erfahrung des Untersuchers geben, der neben den bildmäßig zu erfassenden Dingen auch die weniger auffälligen und detaillierten Durchleuchtungs- und Palpationsbefunde verwerten wird.

Vorwiegend stenosierende Antrumgastritis und Carcinom.

Gegenüber diesen mit hyperplastischen Schleimhautveränderungen allgemeiner oder umschriebener Art, einer mäßigen Einengung des Lumens und wenig ausgeprägter Muskelhypertrophie einhergehenden Gastritiden, stehen die Antrumgastritiden mit vorwiegend atrophischer Schleimhaut, erheblicher Muskelhypertrophie und stärkster Einengung des Lumens. Es sei bemerkt, daß diese Trennung der Antrumgastritis in 2 Formen vom Standpunkt einer röntgenologischen Zweckmäßigkeit erfolgt ist.

Gerade diese letzteren Formen der Antrumgastritis waren es, die gelegentlich durch ihre komplette Stenose eine Trennung vom Scirrhus unmöglich erscheinen ließen. Nach BERNSTEIN sieht man an Stelle der ringförmigen Pyloruseinschnürung präpylorisch einen nur etwa griffeldicken Kanal. „Häufig gelingt es nur sorgsamster Untersuchungstechnik, den verengten Kanal mit Kontrastbrei zu füllen, sonst bleiben die verengten Partien leer und es entsteht ein Bild, das dem einer Carcinomdistanz täuschend ähnlich sieht." WANKE weist auf die differentialdiagnostischen Schwierigkeiten gegenüber dem fibrösen Carcinom hin, jener Form des Magenkrebses, die mit starker Bindegewebsentwicklung einhergeht und zu zirkulären Schrumpfungen von Teilen oder des ganzen Magens führen kann. Der fibröse Krebs, der nach KONJETZNY eine Sonderstellung einnimmt, läßt häufig besonders im Frühstadium die Schleimhaut unversehrt, wodurch die Diagnostik weiter erschwert wird. Nach WANKE soll beim fibrösen Carcinom innerhalb der Antrumenge die Schleimhautzeichnung fehlen oder es soll ein pathologisches Relief vorliegen. Für die stenosierende Gastritis wird als Charakteristicum eine gewisse bewegliche, durch Tonus und grobschlägige Peristaltik veränderliche Starrheit des Antrum bei glatter Begrenzung der Kurvaturen und erhaltener Schleimhautfaltung angegeben. BERNSTEIN, der sich eingehend mit der gutartigen Pylorusstenose auf dem Boden der Muskelhypertrophie befaßt hat, nennt 2 morphologische Besonderheiten als Charakteristikum für gutartige Prozesse: 1. Die regelmäßige Form und Konturführung des Stenosekanals. 2. Die plötzliche Verjüngung des normal weiten Magenlumens, die sich am besten mit dem Hals einer Flasche vergleichen läßt, indem die Verjüngung allseitig, also auch an den ins Profil tretenden Teilen der großen und kleinen Kurvatur gleichmäßig und in harmonischer Abrundung erfolgt. Schleimhautzeichnung kann fehlen oder vorhanden sein. HAUDEK hatte vorher für den präpylorischen Scirrhus die Umwandlung des präpylorischen Abschnittes in einen sich pyloruswärts verjüngenden Zapfen beschrieben, der sich zur intakten Magenwand in der Weise absetzt, daß die große Kurvatur gegen die kleine unvermittelt herangezogen erscheint. Wie wir öfter erfahren haben, ist bei Beachtung aller diagnostischen Kriterien eine röntgenologische Differenzierung zwischen einem fibrösen Krebs und einer Pylorushypertrophie nicht in allen Fällen möglich. Diese Schwierigkeit besteht ebenso für den Operateur am eröffneten Bauch (KONJETZNY, HAAKS, MEYER-BORSTEL). In Anbetracht der bei histologischen Untersuchungen entstehenden Schwierigkeiten ist der Standpunkt von PRINZ verständlich, der es in Abrede stellt, daß es etwa in allen Fällen gelingt, eine sichere Entscheidung zwischen gut- und bösartiger Stenose zu fällen. Diese Auffassung gründet sich auf Erfahrungen, die auf Grund vergleichender klinischer und anatomischer Untersuchungen vor allem der histologischen Befunde und auch bei Laparotomien gewonnen wurden. Der Grund dieser diagnostischen Schwierigkeiten ist ohne weiteres verständlich, denn nicht selten zeigt das beginnende fibröse Carcinom eine makroskopisch intakte Schleimhaut (KONJETZNY, WANKE). Damit entfällt aber der wichtigste Test, den wir bei der Frühdiagnose haben. Die Einengung des Kanallumens, die röntgenologisch beim fibrösen Krebs ganz in den Vordergrund tritt, beruht im wesentlichen auf einer Verdickung der Muskulatur. Die Muskelhypertrophie finden wir aber in gleicher Weise bei der Antrumgastritis (PRINZ), so daß auch die übrigen diagnostischen Zeichen wie Konturen, Tonus, Motalität usw. an Wert verlieren. Einige wenige Gegenüberstellungen sollen die Schwierigkeiten aufweisen und auf die Grenze des diagnostisch Möglichen hinweisen.

Der 64jährige Patient W. B. (Abb. 28) litt seit einigen Monaten an unbestimmten Magenbeschwerden, die jetzt zur Krankenhausaufnahme geführt hatten. Röntgenologisch fand sich ein mittelgroßer, hoch- und quergestellter Magen, der eine konische Einengung des Antrum pyloruswärts aufwies, die unmittelbar vor dem Pylorus zu einer konstanten, bleistiftdicken

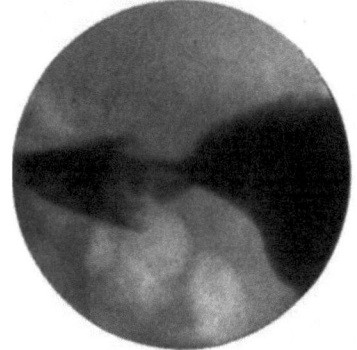

Abb. 28. Hochgradige präpylorische starre Enge mit dreieckiger nischenverdächtiger Prominenz an der großen Kurvatur.

Enge geführt hatte. Im Bereich der größten Enge zeigte sich an der großen Kurvatur eine dreieckige, nischenverdächtige Prominenz. Die Enge war relativ starr. Ein Schleimhautrelief ließ sich nicht darstellen. Wir hielten den Befund für krebsverdächtig und empfahlen eine Kontrolluntersuchung, die nach 26 Tagen durchgeführt wurde. Hierbei wurde praktisch derselbe Befund erhoben, nur die Prominenz an der großen Kurvatur trat noch deutlicher hervor. 8 Tage später wurde der Patient operiert (Dr. PRINZ).

Operationsbericht: Magen wegen der fettreichen Bauchdecken nur schwer zu erreichen. Im Pylorus fühlt man an der großen Kurvatur eine polsterförmige Verdickung. Wegen des Verdachtes auf beginnendes Carcinom Resektion nach Billroth II.

Präparat an der kleinen Kurvatur aufgeschnitten. Im Bereich der großen Kurvatur findet sich eine polsterförmige Verdickung, die etwas auf das Duodenum übergreift. Die Schleimhautoberfläche sieht an dieser Stelle etwas höckerig aus. Im Pylorus-Antrumgebiet findet sich eine deutliche Hypertrophie der Muskulatur, die am Pylorus eine Dicke von 0,7 cm aufweist, zum Magenkörper hin allmählich an Dicke abnimmt. Die histologische Untersuchung ergibt für Carcinom keinen Anhalt.

Der nächste Fall betrifft einen 64jährigen Patienten (Abb. 29) K. Sch. Die präpylorische Enge tritt hier noch stärker in den Vordergrund, sie ist etwa 3 cm lang, relativ starr und hat Stricknadeldicke. Die Konturen der Enge sind etwas wellig. Schleimhautfalten innerhalb der Enge kommen nicht zur Darstellung. Kontrolluntersuchung nach 22tägiger Behandlung. Die Enge erscheint jetzt vielleicht etwas weiter. Es gelingt auch, ein Schleimhautrelief andeutungsweise darzustellen, dabei sieht man kleine rundliche, an Wärzchen erinnernde Schattenaussparungen. Der Patient kommt zur Operation.

Operationsbericht (Dr. PRINZ): Im Antrum fühlt man eine mäßige Verdickung der Wand, die pyloruswärts zunimmt und hier zu einer Verengung der Magenlichtung geführt hat. Die Magenwand fühlt sich hier ein wenig hart an. Es ist bioptisch nicht mit Sicherheit zu entscheiden, ob ein Carcinom oder eine gutartige Hypertrophie vorliegt. Resektion nach Billroth II.

Präparat: Auffallende Verengerung der Magenlichtung im Bereich des Pylorus, der höchstens für einen dünnen Bleistift durchgängig ist. Auf dem Durchschnitt findet sich eine Verdickung der Magenwand, die nach dem Pylorus zunimmt und hier ihre größte Stärke erreicht. Sie ist im wesentlichen durch eine Hypertrophie der Muskulatur hervorgerufen, die auf dem Querschnitt am Pylorus 1,2 cm mißt. Die Schleimhaut zeigt an der kleinen Kurvatur ein unregelmäßiges, höckeriges Relief. In unmittelbarer Nähe des Pylorus sieht man eine kleine Erosion. 4 cm vor dem Pylorus ebenfalls an der kleinen Kurvatur findet sich ein erbsgroßes Geschwür, zu dem einige radiär gestellte Falten ziehen.

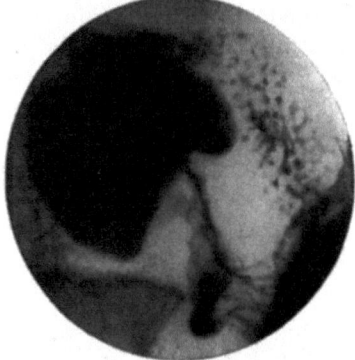

Abb. 29a. Hochgradige präpylorische Enge mit welligen Konturen und warziger Reliefzeichnung.

Auch ein weiterer Fall (auf Abbildung muß aus Raumersparnis verzichtet werden) zeigt wieder eine hochgradige Einengung des präpylorischen Magenteiles. Es gelingt auch hier durch Palpation unter Ausnutzung der peristaltischen Wellen des Magenkörpers eine gute Bulbusfüllung zu erzielen, ohne daß dabei eine Erweiterung der Enge zu beobachten ist. Auf die stricknadeldünne Enge folgt oralwärts eine umschriebene Erweiterung zur kleinen Kurvatur hin, darauf folgt eine weniger starke Einengung, die sich konisch zum Magenkörper weitet. Es handelt sich bei dem Befund nicht etwa um die Wiedergabe einer momentanen Kontraktionsphase, sondern um ein während der ganzen Untersuchung konstantes Bild. Die peristaltischen Wellen laufen nur bis zum Beginn der Enge. Unsere Diagnose lautete: präpylorische Enge auf dem Boden einer Antrumgastritis.

Der Patient hatte sehr starke Beschwerden, er erbrach viel, außerdem wurden Teerstühle beobachtet. Aus diesen Gründen wurde er zur Operation verlegt, dabei wurde der röntgenologische Befund einer Antrumgastritis mit Pylorushypertrophie bestätigt.

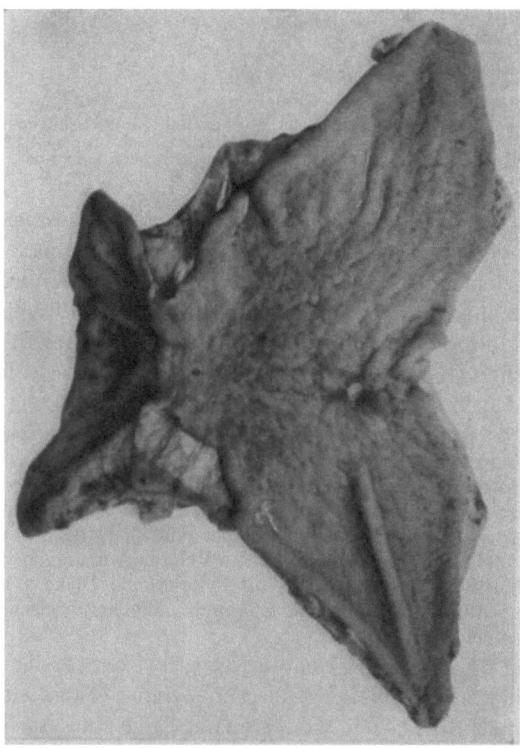

Abb. 29b. Präparat. Hochgradige Pylorushypertrophie. Gehöckertes Relief an der kleinen Kurvatur. Kein Anhalt für Neoplasma.

In diesen 3 Fällen bestand eine mit oberflächlichen Ulcerationen einhergehende Antrumgastritis mit erheblicher Muskelhypertrophie. Röntgenologisch waren sie charakterisiert durch eine hochgradige, peristaltiklose, fast starre Enge. Das Schleimhautrelief ist dabei entweder überhaupt nicht oder in Form warziger Zeichnung zu erkennen. Die Konturen sind nicht glatt; beim 2. und 3. Fall ist die kleine Kurvatur wellig begrenzt, während sich im 1. Fall nischenverdächtige Prominenzen darstellen.

Nach diesen und vielen anderen Erfahrungen können wir sagen, daß die in der Literatur beschriebenen Zeichen zur Differenzierung der Gut- oder Bösartigkeit nicht voll befriedigen. Der Grund dieser Schwierigkeit liegt darin, daß das makroskopische Erscheinungsbild bei gut- und bösartigen Prozessen sich am wenigsten greifbar in Schleimhautveränderungen darbietet. Hinzu kommen noch Einflüsse durch spastische Zustände, was sich durch Vergleichen der Röntgenbefunde mit den Operationsbefunden und den lebenswarm untersuchten Präparaten demonstrieren läßt. Innerhalb der Engen finden wir gelegentlich umschriebene Erweiterungen, die Nischen vortäuschen können. Sie müssen auf nervösspastische Einflüsse zurückgeführt werden. Durch Kontrolluntersuchungen nach Behandlung haben wir die Möglichkeit, hier diagnostisch weiter zu kommen.

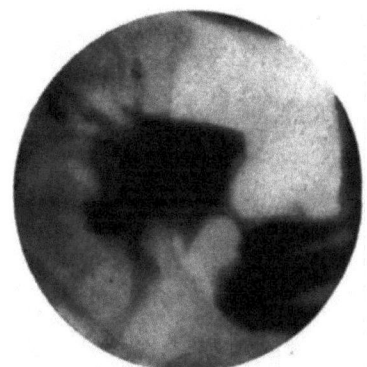

Abb. 30. Sehr enger Pyloruskanal, beiderseits mit breitem Pyloruswulst abgesetzt. Schleimhautfalten verbreitert. Nach einem Jahr Exitus an einem scirrhösen Neoplasma des Magens.

Diese Form der Antrumgastritis, deren Charakteristikum im Röntgenbild die hochgradige, fast starre Enge ist, die vorwiegend durch die Hypertrophie der Muskulatur und durch spastische Zustände, weniger durch die Schwellung der Schleimhaut hervorgerufen wird, bereitet in der Differenzierung gegenüber dem kleinen fibrösen Krebs so große Schwierigkeiten, daß man schlechterdings in vielen Fällen eine sichere Entscheidung nicht treffen kann. Hinter einem verbreiterten Pyloruswulst mit engem Kanal, wie ihn die beiden folgenden Fälle zeigen, kann sich der Krebs verbergen.

Der Patient E. H. (Abb. 30) litt seit 3 Jahren an Magenbeschwerden, die sich seit einigen Monaten verstärkt hatten. Wir fanden eine Einengung des Pylorus, der geringfügig verlängert war und sich wulstig begrenzt absetzte. Das Schleimhautrelief zeigt eine starke Faltenschwellung wie bei einer plastischen Gastritis. 1 Jahr später kommt der Patient erneut zur Untersuchung. Der Befund hat sich nun derartig verändert, daß man geradezu an eine Verwechslung glauben möchte. Das Antrum ist in eine fadenförmige, unregelmäßige, starre Enge umgewandelt, die sich kardiawärts wulstig absetzt. Der restliche Magen ist erweitert und enthält retinierte Speisen. An der Diagnose eines ausgedehnten, scirrhösen Krebses ist kein Zweifel. Der Patient kommt bald ad exitum. Die Autopsie bestätigt den Befund.

Bei dem 2. Fall O. K. (Abb. 31), der röntgenologisch im Bereich des Pylorus die gleiche Enge und die wulstförmige, breite Absetzung aufwies und wegen der starken Stenosebeschwerden zur Operation kam, zeigte die Untersuchung des

Präparates ein beginnendes Schleimhautcarcinom auf dem Boden einer mit starker Hypertrophie der Muskulatur einhergehenden Gastritis.

Zum Schluß sei noch ein Fall einer ausgedehnteren Pylorus-Antrumstenose angeführt, bei dem es ebenfalls durch frühzeitige Operation gelang, einen Krebs „im Beginn" zu entfernen.

Im Jahre 1939 wurde die jetzt 68jährige Patientin M. L. (Abb. 32) wegen Fettsucht mit Schilddrüsenpräparaten behandelt. Nach dieser Kur, bei der sie 20 kg an Gewicht verlor, stellten sich Magenbeschwerden ein. 1940 wurde eine Ulcuskur in einem Krankenhaus durchgeführt. Im April 1941 wegen verstärkter Magenbeschwerden Einweisung in unsere Klinik.

Die Röntgenuntersuchung zeigt einen erweiterten Magen mit retinierten Speiseresten. Das Antrum ist pyloruswärts zugespitzt. Unmittelbar vor dem Pylorus findet sich eine stricknadeldicke Enge, innerhalb der Enge ein kleiner nischenverdächtiger Schatten. Kardiawärts polypöse, warzige Aufhellungen. Mit der Diagnose: präpylorische Enge, Verdacht auf Neoplasma, wurde die Patientin operiert (Dr. KLOSTERMEYER).

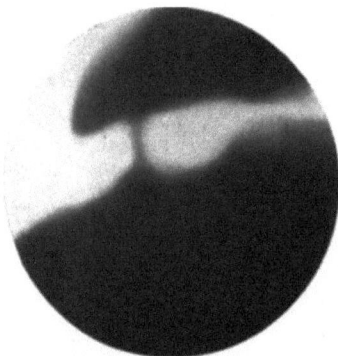

Abb. 31. Sehr enger etwas verlängerter Pyloruskanal. Der Magen ist stark erweitert. Das Präparat zeigte eine erhebliche Pylorushypertrophie mit starker Einengung des Kanals. In der Umgebung oberflächliche Erosionen. Histologisch Carcinom „im Beginn".

Präparat: Unmittelbar vor dem Pylorus findet sich eine zehnpfennigstückgroße glatte Fläche, die mit einem weißlichen Fibrinschleier belegt ist. Beiderseits davon oberflächliche, serpiginöse Schleimhautdefekte. Kardiawärts warzige Höckerung der Schleimhaut. Die übrige Schleimhaut des Antrum ist atrophisch. Muskulatur im Pylorus-Antrumbereich deutlich verdickt. Der Pylorus ist verengt. Bei der histologischen Untersuchung fand sich ein beginnendes Carcinom.

Wenn wir auch heute in der Lage sind, hochgradige präpylorische Engen direkt darzustellen, so daß die Diagnostik nicht mehr bei der „Carcinomdistanz" der älteren Literatur Halt machen muß, so stößt die letzte erstrebenswerte Differenzierung dieser Engen immer noch auf Schwierigkeiten. Wer sich die pathologisch-anatomischen Untersuchungsergebnisse der gutartigen Pylorushypertrophie und des fibrösen Carcinoms vor Augen hält, wird, eingedenk der schwierigen Differenzierung im makroskopischen und histologischen Bild, der Röntgenologie keinen Vorwurf machen, wenn sie in diesen Fällen mit einer klaren Entscheidung zurückhaltend ist. Die Stenose selbst macht die notwendige flächenhafte Darstellung des Schleimhautbildes unmöglich. Die immer bei der gutartigen Muskelhypertrophie vorhandenen gastritischen Veränderungen können, wie wir gesehen haben, ein pathologisches Relief in Form warziger Körnelung hervorrufen, ohne daß wir immer in der Lage sind, daraus bindende Schlüsse zu ziehen. Ganz allgemein sei noch zur Diagnostik bemerkt, daß diese Engen auf gastritischer Grundlage bei gleichzeitiger Pylorushypertrophie durchaus keine Raritäten sind, und daß man mit ihnen in der täglichen Praxis zu rechnen hat. Neben dem Schleimhautbild, das uns bei diesen Stenosen häufig genug im Stich lassen kann, sind auch all die übrigen diagnostischen Zeichen wenig verläßlich, so daß eine gewisse Unsicherheit bleibt, die erst durch die histologische Untersuchung beseitigt werden kann.

Neben KONJETZNY und PRINZ haben sich zahlreiche andere Autoren unter ihnen FELDMANN, HENNIG, THOMSEN für die operative Behandlung der mit Pylorushypertrophie einhergehenden organischen Pylorusstenose eingesetzt, nicht zuletzt, weil in einer großen Anzahl von Pylorushypertrophien die Abgrenzung gegenüber dem fibrösen Krebs sogar noch bei der Laparotomie außerordentlich schwierig, ja oft genug völlig ausgeschlossen ist (PRINZ). Nach KONJETZNY und PRINZ läßt sich der Verdacht einer beginnenden Krebsentwicklung auf dem Boden dieser entzündlichen Schleimhautveränderungen bei der Operation nicht sicher entkräftigen. Sprechen schon diese Argumente für die operative Behandlung, so werden auch vom rein klinischen Standpunkt die Beschwerden, durch die funktionelle Störung des Magens bedingt, ein operatives Vorgehen vielfach ratsam erscheinen lassen, wobei sicherlich dann und wann der Operation der Wert einer Frühdiagnose und Frühbehandlung eines kleinen Krebses zukommt.

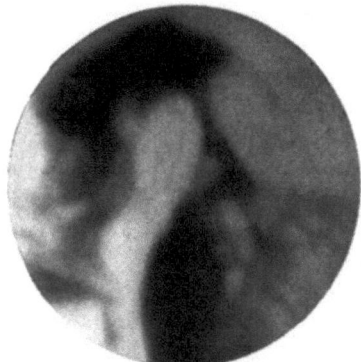

Abb. 32a. Präpylorische Enge von Stricknadeldicke mit kleinem Krater. Im übrigen Antrum polypöse Aufhellungen. Verdacht auf Neoplasma. Untersucher Dr. PRÉVÔT.

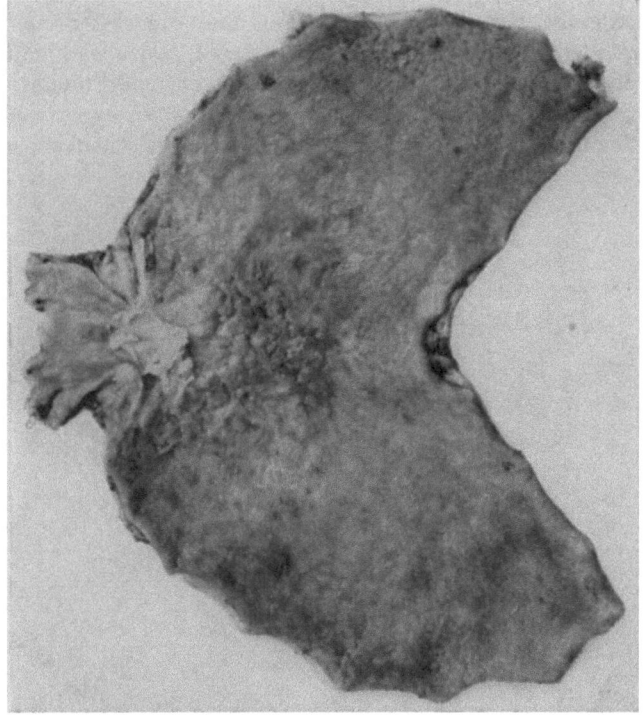

Abb. 32b. Resektionspräparat. Enger Pyloruskanal. Hypertrophie der Muskulatur. Vor dem Pylorus zehnpfennigstückgroße glatte Fläche mit einem Fibrinschleier belegt. In der Umgebung Erosionen. Kardiawärts davon polypös-warzige Erhabenheiten. Histologisch Carcinom „im Beginn".

IV. Schluß.

Wenn man bisher im allgemeinen von der Frühdiagnose des Magenkrebses erwartete, daß sie die Möglichkeit einer radikalen Operation bot, so glauben wir gezeigt zu haben, daß von röntgenologischer Seite in den meisten Fällen diese chirurgische Forderung zu erfüllen ist. Aber selbst darüber hinaus sind wir in der Lage, noch „frühere" Diagnosen zu stellen und zwar in dem Augenblick, da der beginnende Krebs durch seine makroskopische Form das Schleimhautbild verändert und die eingangs geschilderten Zeichen, die seiner Art zu wuchern und zu zerstören entsprechen, dem Untersucher darbietet.

Wir haben uns mit Bedacht der frühen Diagnose des schon entstandenen Krebses zugewandt und alle krankhaften Gewebsveränderungen im Sinne der Gastritis und deren Folgezustände, die nach Konjetzny den vorbereiteten Boden für die Krebsentstehung abgeben können, außer Betracht gelassen. Die röntgenologische Diagnostik ist begrenzt und es hieße vorläufig noch diese Grenze überschreiten, wenn wir über diese formalen Änderungen hinausgehen wollten. Soweit die Formen der Antrumgastritis und der polypösen Veränderungen unmittelbar in unser Thema hineingreifen, mußten sie besonders aus differentialdiagnostischen Gründen eingehend berücksichtigt werden. Das Ziel war, die Zeichen des schon entstandenen kleinen Krebses herauszustellen und die ersten morphologisch greifbaren Veränderungen im Röntgenbild zu zeigen. Darüber hinaus bleibt es die Aufgabe der Röntgenologie, neueren Forschungen und Erkenntnissen über die Entstehung des Magenkrebses in bezug auf die chronisch-hypertrophische und die chronisch-atrophische Gastritis größte Beachtung zu schenken, um so dem erstrebenswerten Ziel immer näher zu kommen.

Schrifttum.

ABEL: Ist bei Magenkrebskranken eine weitgehende Verbesserung der Heilungserfolge zu erwarten? Röntgenpraxis 1941, 85. — ABREU, DE: Fortschr. Röntgenstr. 48. — ALBRECHT: Die Röntgendiagnostik des Verdauungskanals. 1931. — ALVAREZ and McCARTY: Sized of resected gastric ulcers and gastric carcinomas. J. amer. med. Assoc. 91 (1938).

BERG, H. H. (1): Röntgenuntersuchungen am Innenrelief des Verdauungskanals, 2. Aufl. Leipzig: Georg Thieme 1931. — (2) Über Röntgendiagnostik am Magendarmkanal. Fortschr. Röntgenstr. 48, Kongr.-H. — (3) Die Gastritiden vom Standpunkt der klinischen Radiologie. 1. Internat. Gastro-Enterologen-Kongreß Brüssel 1935. — (4) Die Frühdiagnose des Magenkrebses. Vortr. im ärztl. Verein, Hamburg 7. Februar 1939. — BERNSTEIN: Die Diagnose der idiopathischen Pylorushypertrophie des Erwachsenen. Röntgenpraxis 32. — BERTRAND: Diagnostic précoce du cancer de l'estomac 2. Internat. Gastro-Enterologen-Kongreß Paris 1937. — BONADIES: La diagnosi precoce de carcinoma dello stomaco. 2. Internat. Gastro-Enterologen-Kongreß Paris 1937. — BÜCKER: Die Frühdiagnose des Magenkrebses im Röntgenbild. Fortschr. Röntgenstr. 63, 1.

COMFORT u. BUTCH: Zit. nach KONJETZNY.

DAHM u. MEYER: Befund am Schleimhautrelief des Magens und ihre pathologisch-anatomische Klärung. Fortschr. Röntgenstr. 53, 327. — DELANNOY et PATOIR: Arch. des Mal. Appar. digest. 26 (1936). — DIEKER u. FAHRNER: Zur Differentialdiagnose gutartiger und bösartiger Magentumoren. Röntgenpraxis 39, 486. — DIETHELM: Zur Differentialdiagnose der gutartigen Magentumoren. Fortschr. Röntgenstr. 48, 4.

EISLER: Zur röntgenologischen Frühdiagnose des Magenkrebses. Fortschr. Röntgenstr. 54, 289. — EUSTERMANN and BALFOUR: The stomach and Duodenum. Philadelphia and London 1936.

FELDMANN: Amer. J. Surg. 21. — FINSTERER: Frühdiagnose des Magenkrebses während der Operation. 2. Internat. Gastro-Enterologen-Kongreß Paris 1937. — FISCHER: Einige praktische zeitgemäße Krebsfragen. Med. Welt 1937. — FORSSELL (1): Beiträge zur Kenntnis des Bewegungsmechanismus der Magenschleimhaut. Fortschr. Röntgenstr. 50, Kongr.-H. — (2) Die Aufgabe der autonomen Schleimhautbewegungen bei der Verdauung. Fortschr. Röntgenstr. 57 (1938). — FRANK: Über die kongenitale idiopathische Pylorusstenose des Erwachsenen. Arch. Verdgskrkh. 58 (1931).

GLAUNER: Antrumgastritis und Magencarcinom. Röntgenpraxis 1942, 4. — GUTIERREZ: Zit. nach RENANDER. — GUTMANN: Diagnostic radiologique du cancer de l'estomac. 2. Internat. Gastro-Enterologen-Kongreß Paris 1937. — GUTMANN, BERTRAND, PERISTIANY: Le cancer de l'estomac au début. Paris: Gaston Doin 1939. — GUTZEIT: Die Gastroskopie im Rahmen der klinischen Magendiagnostik. Erg. inn. Med. 35 (1929).

HAAK: Stenose bei Erwachsenen durch hypertrophischen Pylorus. Nederl. Tijdscr. Geneesk. 1937, 1, 489. — HAUDEK: (1) Zur Deutung der Veränderungen am präpylorischen Magenabschnitt. Fortschr. Röntgenstr. 39, 3, 583. — (2) Ein Typus von schneckenförmiger Einrollung der Pars pylorica, der Carcinom vortäuschen kann, zugleich ein Beitrag zur Antrumgastritis. Fortschr. Röntgenstr. 42, 284. — HENNING: Die Frühdiagnose des Magencarcinoms. Gastroskopie und Gastrophotographie. 2. Internat. Gastro-Enterologen-Kongreß Paris 1937. — HESS u. FALTISCHECK: Über Gastrospasmus bei organischen Nervenleiden. Wien. klin. Wschr. 1928/29 I, 583. — HOLZKNECHT u. LUGER: Zur Pathologie und Diagnostik des Gastrospasmus. Mitt. Grenzgeb. Med. u. Chir. 26, 4.

KAPP: Zur Bedeutung der Anamnese des Magencarcinoms. 2. Internat. Gastro-Enterologen-Kongreß. Paris 1937. — KATSCH: Frühdiagnostik vom Standpunkt des inneren Klinikers. 2. Internat. Gastro-Enterologen-Kongreß. Paris 1937. KMENT: Über polypöse Magenwucherungen. Bruns' Beitr. 152 (1931). — KLOSE u. BERNSTEIN: Die Pylorushypertrophie des Erwachsenen als selbständiges Krankheitsbild. Med. Welt 1932, 440. —

KONJETZNY: (1) Die Entzündungen des Magens. In HENKE-LUBARSCH Handbuch 1928. — (2) Die Pylorushypertrophie des Erwachsenen als selbständiges Krankheitsbild. Med. Welt **1932**, 21. — (3) Chronische Gastritis und Magenkrebs. Mschr. Krebsbekämpfg **1934**, 3. — (4) Zur Frage der Frühdiagnose des Magenkrebses. Med. Klin. **1935**, 16. — (5) Eine besondere Form der chronischen hypertrophischen Gastritis unter dem klinischen und röntgenologischen Bilde eines Carcinoms. Chirurg **10** (1938). — (6) Wege zur Frühdiagnose des Magencarcinoms. 2. Internat. Gastro-Enterologen-Kongreß. Paris 1937. — (7) Der Magenkrebs. Stuttgart: Ferdinand Enke 1938. — (8) Der oberflächliche Schleimhautkrebs des Magens. Chirurg **12** (1940).

LENK: Die Frühdiagnose des Magencarcinoms. Wien. klin. Wschr. **1934**, 818. — LOHMANN: Zur Differentialdiagnose präpylorischer Magenerkrankungen im Röntgenbild. Fortschr. Röntgenstr. **54**. — LORNE, V.: Über einige differentialdiagnostisch interessante extra- und intragastrale Veränderungen des Schleimhautreliefs im Magen. Röntgenpraxis **1936**.

MOUTIER: La gastroscopie dans le diagnostic précoce du cancer de l'estomac. 2. Internat. Gastro-Enterologen-Kongreß. Paris 1937.

PAYNE: Cancer of stomac as a surgical problem. Brit. J. Surg. **27**, 740. — PAYR: Erfahrungen in der Pylotomie. Arch. klin. Chir. **138**, 630. — PORGES: Zur Frühdiagnose des Magenkrebses. 2. Internat. Gastro-Enterologen-Kongreß. Paris 1937. — PRÉVÔT: Zur Frühdiagnose des Magenkrebses. 2. Internat. Gastro-Enterologen-Kongreß. Paris 1937. — PRINZ: Zur Frage der Pylorushypertrophie des Erwachsenen unter besonderer Berücksichtigung bestimmter Formen des Pförtnerkrebses. Arch. klin. Chir. **197 I**, 2. — PUHL: Virchows Arch. **260** (1929).

RENANDER: Gutartige Magentumoren. Acta radiol. (Stockh.) **17**.

SCHUR: Über die Frühdiagnose des Magenkrebses. 2. Internat. Gastro-Enterologen-Kongreß. Paris 1937. — SCHWARZ: (1) Merkwürdiger Befund in einem Fall von Magencarcinom. Fortschr. Röntgenstr. **34**, 363. — (2) Über die anatomischen Grundlagen der spastischen Scheingeschwülste im Antrum des Magens. Wien. med. Welt **2** (1932). — SERK-HANSEN: Über das Röntgenbild der Pylorushypertrophie und präpylorischen Spasmen bei chronischer Gastritis und Ulcus ventriculi. Bruns' Beitr. klin. Chir. **157** (1933). — STEINDL: Neue Gesichtspunkte zum Problem des Enterospasmus. Arch. klin. Chir. **1926**. — STOEHR: (1) Dtsch. med. Wschr. **1939 I**. — (2) Klin. Wschr. **1933 II**. — STOERK: Zur Frage des Ulcuscarcinoms des Magens. Wien. klin. Wschr. **1924 I**. — STAEMMLER: (1) Über Frühformen des Magencarcinoms. 2. Internat. Gastro-Enterologen-Kongreß. Paris 1937. — (2) Praecancerosen. Med. Welt **32** (1941).

USLAND: Über die Bedeutung der chronischen Gastritis für die Entwicklung des Magenkrebses. Acta chir. scand. (Stockh.) **26**.

WALDER: Zur röntgenologischen Diagnose des früh exulcerierten primären Magenkrebses und der krebsigen Entartung des gewöhnlichen Magengeschwürs im Frühstadium. Schweizer med. Wschr. **1941 II**. 1585. — WANKE: Zur Röntgendiagnostik und Therapie der hypertrophischen Pylorusstenose auf dem Boden der chronischen Gastritis. Zbl. Chir. **1932**, 14. — WINDHOLZ: Zur Differentialdiagnose gutartiger und bösartiger Schleimhauthyperplasien des Magens. Radiol. Rdsch. **5** (1936).

ZEHBE: Über das Geschwür des Canalis egestorius. Fortschr. Röntgenstr. **38**, 3.

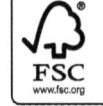

MIX
Papier aus verantwortungsvollen Quellen
Paper from responsible sources
FSC® C105338

If you have any concerns about our products,
you can contact us on
ProductSafety@springernature.com

In case Publisher is established outside the EU,
the EU authorized representative is:
**Springer Nature Customer Service Center GmbH
Europaplatz 3, 69115 Heidelberg, Germany**

Printed by Libri Plureos GmbH
in Hamburg, Germany